TRAITEMENT

DES

PROLAPSUS DU RECTUM

PAR

Le Docteur C. LYOT

Ancien interne des hôpitaux de Paris
Aide d'anatomie à la Faculté
Membre de la Société anatomique

PARIS

G. STEINHEIL, ÉDITEUR

2, RUE CASIMIR-DELAVIGNE, 2

1890

TRAITEMENT

DES

PROLAPSUS DU RECTUM

IMPRIMERIE LEMALE ET Cie, HAVRE

TRAITEMENT

DES

PROLAPSUS DU RECTUM

PAR

Le Docteur C. LYOT

Ancien interne des hôpitaux de Paris
Aide d'anatomie à la Faculté
Membre de la Société anatomique

PARIS

G. STEINHEIL, ÉDITEUR

2, RUE CASIMIR-DELAVIGNE, 2

—

1890

TRAITEMENT

DES

PROLAPSUS DU RECTUM

PRÉLIMINAIRES

Que faut-il entendre exactement par l'expression de prolapsus du rectum ? Le prolapsus commence dès que la muqueuse rectale tend à faire hernie par l'anus au moment de la défécation ; il ne peut y avoir d'hésitation sur ce point. Mais, s'il s'échappe une quantité de plus en plus grande d'intestin, au point d'amener le côlon au dehors, est-ce encore un prolapsus rectal, ou bien doit-on dire plutôt qu'il y a une invagination du côlon ? La distinction est peu précise entre le prolapsus rectal et l'invagination intestinale qui apparaît à l'anus. Il n'y a là qu'une question de degré. Aussi, nombre d'auteurs en traitant du prolapsus rectal se trouvent malgré eux entraînés à donner la description de faits d'invagination. M. St-Germain définit le prolapsus rectal « toute tumeur constituée par l'intestin sortant par l'anus ». Cette définition est trop compréhensive, et nous préférons nous en tenir à celle qui est donnée par Jean Cruveilhier : « c'est ce déplacement dans lequel l'intestin rectum s'échappe par l'anus ».

Ainsi la condition suffisante et nécessaire pour qu'une invagination apparaissant à l'anus, quelque longue qu'elle soit, puisse être dite prolapsus rectal, c'est qu'elle soit constituée au moins par une partie du rectum. C'est dire, en d'autres termes, si l'on y réfléchit, que le collier de l'invagination doit être situé plus bas que la moitié de la hauteur normale du rectum. On conçoit ainsi que les prolapsus de longueur modérée soient des prolapsus du rectum types, et les prolapsus longs des prolapsus mixtes ou recto-coliques.

Si nous énumérons les divers degrés de l'affection, elle comprendra :

Le prolapsus partiel	— Prolapsus muqueux.
Les prolapsus complets ou prolapsus invaginés.	Prolapsus rectal proprement dit. Prolapsus recto-colique.

Rappelons que dans le prolapsus muqueux les tuniques musculaires du rectum et le péritoine ont conservé leurs rapports normaux, la muqueuse seule s'est déplacée. Dans les prolapsus complets ou prolapsus invaginés l'intestin est descendu avec toutes ses tuniques, y compris le péritoine.

Cette distinction entre les prolapsus muqueux et les prolapsus complets, très nette au point de vue de l'anatomie pathologique, peut être d'un diagnostic clinique difficile. On admettait autrefois que le prolapsus muqueux était caractérisé par l'absence de sillon entre l'anus et la tumeur, au contraire, que dans les prolapsus complets il y avait toujours un sillon. C'était là une interprétation fausse au moins en partie. La présence d'un sillon, c'est-à-dire la faculté de promener le doigt circulairement entre l'anus et la tumeur, indique que celle-ci est formée par une invagination de la partie supérieure du rectum, ou des portions situées au-dessus dans la partie inférieure restée en place. Lorsque le sillon fait défaut, notre diagnostic reste subordonné à cette donnée que les petits prolapsus sont des prolapsus muqueux et les prolapsus d'un certain volume presque toujours des prolapsus complets.

Les différentes et nombreuses méthodes de traitement qui ont été appliquées aux prolapsus du rectum se sont ressenties des progrès accomplis dans l'anatomie pathologique de cette affection ; aux procédés empiriques ont succédé des opérations rationnelles basées sur la connaissance exacte des lésions anatomiques et de la pathogénie des prolapsus. C'est ainsi que l'exérèse brutale au cautère actuel telle que la pratiquait Marc-Aurèle Severin a été remplacée par l'extirpation vraiment chirurgicale au bistouri. D'un autre côté la notion de l'influence exercée par le relâchement du plancher pelvien a inspiré des procédés de plus en plus perfectionnés : nous voyons mettre en œuvre successivement dans ce but les cautérisations sur la marge de l'anus, l'excision de plis cutanés tant vantée par Dupuytren, l'électro-puncture, enfin, avec Roux et Robert de véritables périnéorraphies.

Plus récemment encore, d'autres chirurgiens s'adressant à la descente du rectum dans le bassin et à la fai-

blesse de ses mésos suspenseurs lui ont appliqué des procédés de fixation directs, comme on l'a exécuté déjà pour
l'utérus, le rein, la vessie, je veux parler des procédés
récents de rectopexie et de colopexie.

Entre les diverses méthodes que nous allons passer en
revue, est-il possible de désigner une opération de choix
assurant un succès absolu ? Non sans doute, et si, aux
petits prolapsus tous les moyens peuvent être appliqués
avec fruit, les prolapsus graves, au contraire, constituent une infirmité rebelle sujette à des récidives répétées.
Il n'est pas possible par la thérapeutique chirurgicale de
rendre aux rectum ses conditions de statique normale et
d'obtenir une *restitutio ad integrum*. Cependant, la faculté
de choisir parmi ces manières d'agir distinctes, rétrécissement de l'anus, suspension, extirpation, celle qui est le
plus appropriée aux conditions dans lesquelles se présente
le prolapsus, nous donne de précieuses ressources. Ajoutons que ces divers moyens peuvent non seulement être
appliqués isolement, mais encore se compléter l'un par
l'autre, et réunir ainsi tous les éléments du succès.

Nous allons étudier successivement ces méthodes et
leurs indications générales, en nous guidant sur une
leçon clinique faite à l'hôpital de la Charité par notre
excellent maître le professeur Trélat. Le présent travail
en est en quelque sorte l'amplification.

CHAPITRE PREMIER

Prolapsus muqueux.

Cette variété, particulièrement commune dans l'enfance, est remarquable par sa bénignité et par la facilité avec laquelle on la guérit habituellement. Les médecins des hôpitaux d'enfants, Giraldès, Bouchut, De Saint-Germain ont pour ainsi dire établi les règles du traitement de cette affection. Nous allons les exposer brièvement, laissant de côté la multiplicité des autres traitements qui ont été employés.

Le prolapsus se présente réductible ou étranglé.

A. Prolapsus réductible. — La première mesure à prendre, c'est de faire disparaître les accidents intestinaux qui causent ou qui entretiennent le prolapsus. On traitera donc la diarrhée, les oxyures, on recherchera avec soin s'il n'existe pas un de ces petits polypes de la muqueuse si fréquents dans le jeune âge.

On imposera à l'enfant une sorte de régime de la défécation, c'est-à-dire provoquer les garde-robes le soir par un lavement, ne laisser l'enfant sur le vase que le temps nécessaire ou même obtenir la défécation le malade étant au lit, couché sur le côté.

Les méthodes opératoires se résument dans celle-ci : déterminer par une cicatrice la rétraction de la muqueuse et même son adhésion aux couches sous-jacentes. En même temps, réveiller la contractilité du sphincter. Le meilleur moyen, qui donne des succès constants, consiste à pratiquer sur la muqueuse des cautérisations au thermocautère.

Le malade est anesthésié ; si l'on préfère on badigeonnera la muqueuse avec une solution de cocaïne au 1/10 en évitant d'en faire pénétrer dans l'ampoule rectale. M. Schwartz a employé cet agent pour un adulte et a obtenu une anesthésie complète (voir obs. III). On pratique alors sur le bourrelet muqueux trois ou quatre raies de feu au thermocautère et on réduit. Guersant appliquait quatre pointes de feu sur les limites de l'anus et de la peau. On a soin les jours suivants de maintenir la constipation à l'aide du bismuth et de l'opium, joints à une alimentation modérée, et, vers le 8ᵉ jour, on favorise le retour des selles par un purgatif.

On obtient à peu près sûrement par ce moyen une guérison radicale ; si une seule intervention ne suffisait pas, elle pourrait être répétée deux ou trois fois sans inconvénient.

B. Prolapsus irréductible. — En présence d'un prolapsus irréductible depuis peu de temps, on devra tenter immédiatement la réduction. L'attitude à donner au sujet n'a plus l'importance qu'on lui attribuait autrefois.

Fabrice de Hilden plaçait le malade la tête en bas et le secouait par les pieds.

Vidal de Cassis plaçait également l'enfant la tête en bas et les fesses entre les genoux du chirurgien qui est assis.

Asthon recommande la position dite à la vache, c'est-à-dire l'attitude genu-pectorale.

Aujourd'hui, avec le chloroforme, il suffit de mettre le malade dans le décubitus latéral, ou mieux dans la position de la taille périnéale.

Boyer conseille de refouler la tumeur avec l'index coiffé d'un linge enduit d'un corps gras ; la réduction faite, on retire d'abord le doigt, puis le linge, pendant qu'avec l'autre main on soutient le périnée et l'orifice anal.

Le débridement du sphincter contracturé que conseillaient Delpech, Vidal de Cassis, Asthon a été suppléé avantageusement par la résolution chloroformique.

Signalons pour mémoire les poudres astringentes qu'on introduisait autrefois dans le rectum après la réduction, et le suppositoire de glace de Chassaignac.

Il n'est pas besoin de dire que dans les cas de prolapsus étranglés et atteints de sphacèle les tentatives de réduction augmenteraient les désordres.

Il est donc préférable de laisser s'éliminer les parties mortifiées, on se contentera d'assurer avec soin l'asepsie de la région par un pansement. On aurait toujours dans la suite, si quelque point non sphacélé de la muqueuse restait au dehors, la ressource d'en pratiquer l'ablation au thermocautère. Il est bien entendu que dans le cas de symptômes généraux graves d'étranglement, il faudrait recourir à une des méthodes dont nous parlerons plus loin.

Ce mode de traitement est simple, sans danger. Nous ne nous étendrons donc pas sur les autres moyens moins efficaces, ni sur ceux plus compliqués qui seront examinés à propos des formes plus graves de prolapsus.

CHAPITRE II

Prolapsus rectal proprement dit et recto-colique.

Cette variété est constituée ainsi que nous l'avons dit par le renversement de toutes les tuniques du rectum suivies ou non d'une étendue variable du côlon.

Lorsque le prolapsus est ancien et la tumeur volumineuse, la guérison est des plus difficiles à obtenir, les récidives sont fréquentes ; aussi les traitements les plus divers et les plus variés ont-ils été proposés.

Nous diviserons les méthodes employées en trois groupes :

Moyens palliatifs ;

Opérations s'adressant à l'anus ;

Opérations s'adressant au rectum.

A. — MOYENS PALLIATIFS

Dionys conseillait aux malades de se livrer à la défécation assis « entre deux ais fort étroits qui serrant les fesses empêcheront le boyau de sortir ». Ce moyen primitif a été remplacé par des bandages qui ne donnent guère de meilleurs résultats. Boyer maintenait à l'aide de bretelles une plaque d'ivoire percée d'un trou. Le bandage dit hémorrhoïdal convient très bien, mais ces appareils, ainsi qu'une foule d'autres dont l'énumération serait inutile, ont le défaut d'être difficiles à tolérer, et, dans les cas graves, insuffisants. Ils sont aujourd'hui tombés dans l'oubli.

B. — OPÉRATIONS S'ADRESSANT A L'ANUS

Dans la plupart des prolapsus, il est fréquent de rencontrer un élargissement considérable de l'orifice anal. Celui-ci peut admettre trois, quatre doigts après la réduction, et on ne sent aucune constriction, même volontaire, exercée par le sphincter. La région ano-périnéale au lieu d'être cachée au fond du sillon fessier forme un plan étalé qui devient même convexe dans le moindre effort du malade. Ces déformations sont-elles primitives comme on pourrait le penser dans les prolapsus consécutifs à l'accouchement, sont-elles connexes d'un affaiblissement de tout l'appareil de suspension du rectum, comme chez les gens débilités, chez les vieillards? C'est là le plus probable. Il était logique néanmoins de chercher à rendre au sphincter sa contractilité, et à l'anus ses dimensions normales. Aussi nous allons voir que tous les moyens ont été mis en œuvre, depuis les excitants de la contractilité musculaire jusqu'à une véritable anaplastie.

a) *Excitants de la contractilité du sphincter*. — Le même moyen qu'on avait employé contre l'insuffisance du sphincter de la vessie, on songea à s'en servir pour augmenter la tonicité du sphincter anal.

Schwartz recommande l'emploi de la *noix vomique*. Il

fut imité par Barez, Johnson, qui poussa la dose jusqu'à obtenir des contractions tétaniques des membres inférieurs. Treves cite même un cas d'empoisonnement. Steinbach obtint de bons résultats chez les adultes. Plus récemment, Ferrand, Fischl ont eu des succès par cette méthode.

C'est par la méthode endermique que Duchaussoy emploie la *strychnine*; il place immédiatement en avant et en arrière de l'anus un petit vésicatoire à l'ammoniaque et le panse avec 1 centigr. de sulfate de strychnine.

C'est encore la strychnine que Dolbeau et Foucher donnent en injections hypodermiques, mais en allant jusqu'aux accidents tétaniques, et, d'une façon peu aseptique sans doute, jusqu'aux abcès.

Dans le même ordre d'idées, l'*électrisation* du sphincter se trouvait indiquée. Duchenne de Boulogne publia un succès dû à la faradisation. Demarquay, Gosselin, agissant plus directement employèrent l'électropuncture du sphincter et les courants faradiques. Personne ne paraît avoir employé les courants galvaniques à longues interruptions qui sont si utiles pour exciter la contraction des fibres musculaires lisses.

D'un autre côté, l'*ergotine* a été préconisée par Vidal de Cassis qui injectait dans le sphincter 15 à 20 gouttes d'une solution au 1/6°; ce moyen est également recommandé dans les thèses de Detourbe et de Jette.

Tous ces moyens peuvent devenir d'utiles adjuvants, dans les cas de petits prolapsus ne sortant que rarement, à l'occasion de violents efforts, par exemple; mais il sont à eux seuls absolument insuffisants dans les cas de prolapsus graves et invétérés. Il fallait donc songer à agir plus directement.

b) *Rétrécissement cicatriciel de l'anus.* — On a long-temps vanté le procédé de Dupuytren, qui diffère de celui de Hey en ce que ce dernier enlevait des replis muqueux, tandis que celui que Dupuytren décrit dans ses cliniques s'adresse à la peau qui entoure immédiatement l'orifice anal. Il enlevait avec des ciseaux courbes successivement depuis 2 jusqu'à 6 plis rayonnés à droite et à gauche de l'anus, sans craindre d'empiéter sur l'anus même. Il formait ainsi autant de plaies à forme elliptique. Les deux observations suivies de succès qu'il rapporte ont évidemment trait à des prolapsus muqueux. La tumeur était du volume d'un œuf de poule. Cette opération a l'inconvénient de faire des plaies longues à guérir, laissant des cicatrices douloureuses, et, si elle a donné quelques succès sur des prolapsus muqueux, elle s'est montrée complètement inefficace dans un grand nombre de cas.

c) *Rétrécissement anaplastique de l'orifice anal.* — Nous voyons employer pour la première fois un procédé vraiment chirurgical avec Roux et Robert. Roux dont le procédé est décrit dans la thèse de Fremy avive un triangle cutané ayant son sommet dans la direction du coccyx et comprenant dans sa base une partie de l'orifice anal. Il fait des sutures profondes avec une grande aiguille courbe, les maintient avec des chevilles et ajoute des sutures superficielles. Fremy rapporte deux observations de malades opérés avec succès par Roux, l'une à trait à un prolapsus du volume des deux poings avec un anus très dilaté, l'autre à un prolapsus très ancien du volume d'un œuf de poule.

Robert, dans un mémoire bien étudié adressé à l'Académie de médecine décrit un procédé identique et rapporte deux succès pour des prolapsus de volume modéré.

Plus récemment, des procédés plus perfectionnés ont pris place. Nous avons divisé cette étude en deux chapitres, méthodes s'adressant à l'anus, et méthodes s'adressant au rectum, mais ici nous avons à décrire des procédés mixtes s'attaquant à la fois à l'anus et à l'extrémité inférieure du rectum.

Nous voulons parler de la *recto-périnéorraphie* tout à fait comparable à la colpo-périnéorraphie : on peut la pratiquer de deux façons, soit sur la paroi antérieure, soit sur la paroi postérieure du rectum.

1° *Procédé de Duret.* — M. Duret, sur un malade qui avait en même temps un ulcère rebelle de son prolapsus fit une recto-périnéorraphie postérieure. Il rétrécit en même temps l'anus et l'ampoule rectale en enlevant sur la paroi postérieure du rectum un lambeau muqueux triangulaire dont la base comprenait une partie du sphincter, et en réunissant les bords du triangle par des sutures superficielles et profondes (voir Obs. 22). Le prolapsus était complet, long de 8 centim. La guérison s'était maintenue deux ans après.

2° *Procédé de Schwartz.* — Il consiste dans une recto-périnéorraphie antérieure. Ce traitement fut combiné avec des cautérisations linéaires au thermocautère sur le prolapsus. L'opération consiste dans un avivement large et étendu de la partie antérieure de l'anus et du rectum, c'est-à-dire une recto-périnéorraphie antérieure.

Le malade au bout de 13 mois est resté complètement guéri (Obs. 21). Le but de ce mode d'intervention est non seulement de rétrécir l'anus, mais encore de le reporter en arrière, et de soustraire la paroi antérieure du rectum qui semble être la plus mobile aux effets directs de la pression abdominale.

C. — OPÉRATIONS S'ADRESSANT AU RECTUM

Ces méthodes sont dirigées contre l'allongement du rectum et de ses moyens de suspension physiologiques, allongement manifeste, puisqu'à l'état normal lorsqu'on a détaché circulairement du plancher pelvien l'extrémité inférieure du rectum, l'intestin ne se laisse pas attirer au dehors et reste soutenu par son méso et par le tissu cellulaire qui le rattache au sacrum en arrière.

Parmi ces méthodes, les unes ont pour but d'obtenir la rétraction cicatricielle de la partie inférieure du rectum, les autres visent directement l'ablation de la portion d'intestin déplacée, les troisièmes cherchent à fixer ou à suspendre le rectum remis en place, pour suppléer à l'insuffisance de son méso.

a) PROCÉDÉS PROVOQUANT LA DIMINUTION DE CALIBRE DU RECTUM.—Les procédés sont tout à fait justifiés dans le cas de prolapsus muqueux ; ils déterminent une vive inflammation de la muqueuse, la rétraction consécutive fait disparaître la laxité et l'infiltration de la tunique celluleuse, peut-être aussi la contractilité du sphincter se trouvet-elle réveillée et la muqueuse ne sort plus au dehors. Mais dans les prolapsus complets d'un certain volume, ne faudra-t-il pas demander au procédé de provoquer des cicatrices rectales assez étendues et assez profondes pour transformer la partie inférieure de l'intestin en un cylindre plus rigide, plus étroit, incapable de subir l'enroulement nécessaire pour son invagination Dans ce cas on est retenu par la crainte d'aboutir à un excès dangereux et de produire un rétrécissement du rectum lequel à son tour deviendra cause d'obstruction, d'efforts, et de récidive du prolapsus. Boyer l'avait observé; Allingham, Mikulicz en citent des exemples. Il faudra donc apporter une certaine réserve dans l'emploi de ces moyens.

1° *Cautérisation ignée.* — Aetius, Fabrice de Hilden, Riolan, préconisaient déjà la cautérisation ignée.

Bégin, et à son exemple Sédillot réduisaient d'abord la tumeur puis introduisaient dans l'anus un cautère conique. Malgaigne se contentait de cautériser l'orifice de la tumeur prolabée, procédé plus défectueux puisqu'il risquait de déterminer un rétrécissement élevé du rectum.

La meilleure manière d'agir consiste à faire des cautérisations linéaires parallèles à la longueur du rectum à l'aide du thermocautère. De la sorte, la rétraction cicatricielle s'exerce davantage en longueur qu'en largeur, et le rétrécissement est modéré, puisqu'on laisse des ban-

les de muqueuse intactes. Ce procédé a été employé par
un grand nombre de chirurgiens. Boutié le décrit dans
sa thèse et rapporte deux succès obtenus par Gaujot du
Val-de-Grâce à l'aide de deux cautérisations linéaires
bilatérales, sur des prolapsus de petit volume, d'ailleurs.
Nous avons déjà parlé de la pratique de Guersant. Van
Buren, Allingham, n'ont fait que répéter cette méthode.
Allingham reconnaît devoir à ce moyen de nombreux succès contre des prolapsus volumineux ou récidivés. Il
recommande d'attirer le prolapsus au dehors et de faire
4 raies de feu, ou davantage, du sommet de la tumeur
jusqu'à l'anus, en ayant soin d'aller moins profondément
vers le sommet que vers la base afin d'éviter le péritoine.
Il fait garder le repos au lit jusqu'à la chute des eschares.

2° *Acide nitrique.* — Nous laissons de côté comme
insuffisants les caustiques légers et même le nitrate d'argent préconisé par Lloyd. Les cautérisations à l'acide
nitrique bien qu'elles aient été beaucoup vantées nous
paraissent d'une application difficile à limiter en surface
comme en profondeur.

Employées pour la première fois par Jœsche de
Munich, elles ont été mises en pratique par B. Brodie,
Ashton, Voods, Broxholm, Delens.

Aickin introduisait un spéculum bivalve et se contentait d'une cautérisation entre les valves.

Allingham s'est toujours servi de l'acide nitrique ou
même du nitrate acide de mercure avec de nombreux
succès. Il donne le chloroforme ; l'intestin est lavé avec
soin et l'acide est appliqué sur toute la surface du prolap-

sus en prenant soin d'éviter la verge, l'anus et la peau. Puis, on oint d'huile le prolapsus, on le réduit, et le rectum est tamponné soigneusement avec du coton. Il faut faire sur l'anus une compression ouatée très exacte, c'est le meilleur moyen d'empêcher la douleur et la chute de l'intestin. On donne un purgatif au bout de 4 jours. L'auteur anglais dit avoir une très grande expérience de ce mode de traitement, aussi bien chez l'enfant que chez l'adulte, cependant, il reconnaît avoir rencontré des cas incurables, et, chez les malades âgés ou affaiblis il ne fait qu'une cautérisation très modérée. Ajoutons aussi qu'il a observé un rétrécissement du rectum.

Harrison Crips a obtenu un succès, mais après trois applications d'acide et un traitement qui dura plus de 4 mois.

Delens a guéri par ce moyen deux prolapsus considérables, l'un datait de dix ans, et le malade fut suivi pendant huit mois sans récidive, l'autre a été perdu de vue.

Quant aux injections caustiques, nous n'en parlons que pour mémoire, elles n'ont que des inconvénients.

3° *Abrasion partielle de la muqueuse.* — D'autres chirurgiens, dans le but d'obtenir le raccourcissement du rectum, ont pratiqué l'excision de replis de la muqueuse. C'est ce que faisait Sabatier, ce que répétèrent, Hey, Malgaigne.

Henry Smith enlevait des replis muqueux de la même façon qu'il enlevait les hémorrhoïdes. Il pinçait un repli entre les cuillers d'un clamp, l'excisait et passait sur la surface de section un cautère afin d'éviter l'hémorrhagie.

Treves cite un cas où la paroi rectale fut tellement amincie par cette opération qu'il se fit à son niveau une hernie de l'intestin grêle.

Il faut savoir aussi que ces abrasions de la muqueuse faites à l'instrument tranchant donnent une grande quantité de sang, surtout dit Allingham quand on ne prend pas soin d'enlever la muqueuse seule. Smith rapporte avoir eu après l'opération une hémorrhagie rectale abondante. Il recommande de placer quelques fines sutures pour éviter cet accident.

Curling conseille l'excision de deux lambeaux ovales de muqueuse de chaque côté du rectum, avec sutures. Néanmoins sur deux cas opérés avec succès il dit avoir eu une hémorrhagie post-opératoire considérable.

Copeland, Liston, formaient un repli de muqueuse et le nouaient à la base avec un fil. Ashton traversait la base du repli avec un fil double et faisait ainsi une double ligature.

4° Rétrécissement du rectum par des sutures. — Lange de New-York cherche à aborder le rectum par sa face postérieure et à le rétrécir sur une grande longueur. Pour cela, il met à découvert le rectum en réséquant le coccyx et fronce par des sutures sa paroi postérieure en déterminant la formation d'un pli qui fait saillie dans la lumière de l'intestin. Nous rapportons plus loin sa technique opératoire (Obs. 23) qui lui a réussi dans un prolapsus long de plusieurs pouces.

De tous ces procédés, le seul qui soit pratique, facile à exécuter et qui ait donné un certain nombre de résultats positifs, c'est la cautérisation linéaire au thermocautère. Lorsque le prolapsus est récent, souple, mobile, d'une longueur modérée, lorsque le périnée n'est pas trop affaibli, elle peut être tentée utilement. Le temps pendant lequel la rétraction cicatricielle persiste est suffisant pour permettre au périnée de recouvrer sa contractilité, au sphincter de reprendre ses dimensions normales, et, si le malade pendant ce temps est surveillé, si les défécations sont facilitées par des lavements et la diarrhée prévenue avec soin, le rectum aura définitivement reconquis sa place dans l'abdomen.

D. — PROCÉDÉS D'ABLATION

Marc-Aurèle Severin, Kluyskens, Burgraeve détruisaient complètement le prolapsus à l'aide du cautère actuel. Après eux, on tenta de pratiquer l'extirpation au bistouri, mais, nous dit Sabatier, cette opération hardie était rarement pratiquée de son temps, et peu de personnes osaient y recourir à cause des hémorrhagies auxquelles elle expose. Il faut arriver jusqu'à Ricord pour en trouver des observations.

a) *Ligature.* — On employa alors la section par la ligature ; Ph. Blandin la pratiqua une fois avec plein succès. Le prolapsus datait de plusieurs années, et mesurait 4 doigts dans sa longueur. Il avait tenté déjà auparavant l'excision des plis de l'anus qui n'avait pas réussi. Il fit une véritable ligature en chaînette à 4 nœuds qui étranglait en quatre portions le prolapsus à sa base et laissait perméable le calibre de l'intestin.

Allingham parle de fendre le prolapsus en trois portions qu'on étreint dans une ligature.

Chassaignac faisait l'ablation à l'écraseur.

Marchal de Calvi introduisait une canule dans le prolapsus et étreignait la base de celui-ci sur la canule à l'aide d'un fil fortement serré.

C'est exactement ce procédé qui a été imité plus tard par Weinlechner en 1877 et plus tard par Hofmokl et par Dittel.

Sur 4 cas Weinlechner eut une mort chez un jeune enfant par suite de diarrhée, une guérison avec rétrécissement cicatriciel et deux succès.

Hofmokl obtint une guérison complète.

Mikulicz employa une fois ce procédé sur un enfant de 6 mois, et la mort survint sous l'influence d'une gastro-entérite. On constata à l'autopsie que l'extrémité du tube placé dans le rectum avait déterminé une ulcération profonde de cet intestin.

b) *Résection au bistouri.* — Nous avons dit que cette opération a été tentée déjà depuis longtemps. Boyer, Samuel Cooper, Ricord, l'ont pratiquée les premiers.

Kleberg, d'Odessa, commençait par faire une ligature temporaire à la base du prolapsus puis il ouvrait le cylindre externe pour s'assurer de l'absence d'une hédrocèle. Enfin, il traversait le prolapsus au-devant de la ligature avec un trocart muni d'un fil double. Le prolapsus était alors lié en deux moitiés et excisé.

Mikulicz dans un important mémoire rapporte 7 opérations suivies de succès et donne la technique opératoire suivante que nous reproduisons à peu près textuellement. L'intestin est préparé par une purgation et des lavements ; une heure avant l'opération, on administre 10 gr. de teinture d'opium pour immobiliser l'intestin. Le malade est placé dans la position de la taille, et le champ opératoire arrosé constamment avec une solution antiseptique faible. On commence avant tout par maintenir l'intestin en le traversant par deux anses de fil. Alors, on sectionne à 1 ou 2 centim. de l'anus couche par couche le cylindre externe dans sa moitié antérieure, on va pas à pas en liant chaque vaisseau qui saigne avec du fin catgut. Dès que l'on a de cette manière sectionné la moitié antérieure du cylindre externe jusqu'à la séreuse, on aperçoit la moitié opposée du cylindre interne. Le cul-de-sac péritonéal compris entre les deux cylindres est largement ouvert, et on recherche s'il n'y a pas d'anse intestinale prolabée. S'il y en avait, et que le sphincter contracté mit obstacle à la réduction (ce qui peut arriver dans le cas de prolapsus aigus), on devrait le fendre. On réunit ensuite les feuillets péritonéaux des deux cylindres à l'aide de sutures entrecoupées et on ne va pas plus loin avant d'avoir achevé cette suture. Cela fait, on sectionne couche par couche le cylindre interne en liant chaque vaisseau, et on réunit les deux cylindres par un rang de sutures entrecoupées pénétrant profondément à travers toutes les tuniques. On laisse les fils longs, car ils vont servir pendant la suite de l'opération à maintenir l'intestin. Il reste encore à traiter de la même façon la moitié postérieure des deux cylindres. Habituellement, on n'y trouve pas de cul-de-sac péritonéal, mais le mésocôlon dont les vaisseaux nombreux doivent être liés au catgut, car ils se rétractent aussitôt. L'hémorrhagie de la paroi intestinale elle-même est arrêtée par la suture que l'on peut faire si l'on veut à mesure qu'on fait la section. Alors, tous les fils sont coupés courts, on saupoudre d'iodoforme le moignon et on le réduit, ce qui a lieu en général spontanément. Il est bon d'employer de la soie pour les sutures, car il peut y avoir une traction considérable sur les points de sutures.

Quelquefois, dans les prolapsus anciens il existe une différence de volume entre les deux cylindres si considérable que l'adaptation complète est presque impossible et qu'elle oblige à faire un pli au cylindre externe. A ce niveau on peut placer un drain, ou mieux une mèche de gaze iodoformée.

Le traitement consécutif est simple, il ne faut rien mettre dans l'anus, ni mèche, ni drain ; un simple pansement sur l'anus à la gaze iodoformée et un tampon d'ouate. Le procédé de Mikulicz a donné à son auteur des résultats immédiats excellents, mais il a soin de dire que son exécution n'offre pas de grandes difficultés à condition que le chirurgien soit bien aidé.

Nous allons décrire à présent un procédé de résection beaucoup plus simple et plus rapide qui a été employé avec succès par le Dr Paul Segond, Charles Nélaton et par le professeur Trélat dont nous donnons ici la technique opératoire.

Les précautions préliminaires usuelles sont prises, c'est-à-dire, administration du naphtol à l'intérieur les jours précédents, purgatifs l'avant-veille et lavement la veille. La désinfection de la tumeur est faite avec soin, et le malade placé dans la position de la taille périnéale. Le chirurgien est muni de 6 fortes pinces à longs mors parallèles. Le premier temps consiste à diviser le cylindre prolabé en deux valves l'une antérieure, l'autre postérieure. On se prépare à le faire sans hémorrhagie en plaçant 4 longues pinces sur la tumeur, deux de chaque côté voisines l'une de l'autre et parallèles. Une branche des pinces est dans l'intérieur du prolapsus, l'autre à l'extérieur. Les extrémités des pinces arrivent jusqu'au voisinage de l'anus.

On sectionne alors la tumeur dans sa longueur entre chaque paire de pinces et elle est ainsi divisée en deux lambeaux, sans aucun écoulement sanguin.

Le second temps consiste dans la résection de chacune de ces moitiés et la suture.

On saisit transversalement dans une pince le lambeau antérieur à sa base, c'est-à-dire tout près de l'orifice anal, et on fait en même temps la résection et la suture points par points. On commence à placer le premier point à gauche, derrière la pince ; cela fait, on entame le lambeau d'un ou deux centim. au devant de la pince, et on recule un peu celle-ci pour pouvoir nouer le fil. On place un second point de la même façon, on prolonge la section déjà commencée, on recule encore la pince et on noue ce second point. On continue ainsi jusqu'à ce que la section du lambeau soit achevée. La même manœuvre est répétée sur le lambeau postérieur. Il peut être ensuite nécessaire de placer un ou deux points de suture supplémentaires, ce qui est facile.

Dans la section du lambeau postérieur, on a quelquefois à lier une ou doux artères un peu volumineuses provenant du mésorectum. La résection terminée, on réduit la ligne de suture et on se borne à un pansement sur l'anus de légers lavages quotidiens et de l'opium à l'intérieur.

La suture doit être faite avec soin, à points rapprochés, à l'aide de soie solide, en s'attachant à ne pas passer les fils trop près de la tranche de section.

Lorsque le prolapus a une longueur un peu considérable on comprend que le premier temps ne pourrait être exécuté de la même façon, les mors des pinces ne seraient plus assez longs. On pourrait alors fendre le cylindre vers sa base à droite et à gauche dans toute son épaisseur pour permettre le passage des pinces grâce auxquelles l'hémostase serait assurée.

Ce procédé de résection est d'une exécution facile, on est certain de comprendre dans la suture toute l'épaisseur, des tuniques et le péritoine puisque les fils sont placés avant la section. Les tissus ne peuvent donc se déplacer et fuir comme ils ont de la tendance à le faire lorsqu'il y a un peu d'épaississement et d'infiltration des tuniques.

E. — PROCÉDÉS DE FIXATION

Ces procédés sont basés sur une connaissance plus approfondie des moyens de fixité du rectum. Comme l'utérus, cet intestin n'a pas pour unique soutien le plancher périnéal ; il est suspendu par le péritoine qui l'applique contre le sacrum en bas, plus haut, par le mésorectum épais, constitué non seulement par deux feuillets péritonéaux, mais par des faisceaux conjonctifs et des vaisseaux. C'est ce que le professeur Verneuil appelle le groupe supérieur ou intra-pelvien des moyens de fixité, le groupe inférieur étant constitué par les sphincters et le plancher périnéal. Le groupe supérieur d'après lui jouerait le rôle principal comme le montre la rareté du prolapsus à la suite de la rectotomie, de larges opérations de fistules anales, d'extirpation de cancers du rectum. Si après des accouchements avec déchirure du périnée on voit fréquemment survenir des prolapsus, il est probable que l'influence de la grossesse a amené le relâchement du groupe supérieur au même titre que le relâchement de tout l'appareil fibro-musculaire du bassin. L'accouchement réalise alors d'une façon complète les causes de production du prolapsus : relâchement des moyens de fixité supérieurs, relâchement et même déchirure des moyens de fixité inférieurs.

C'est donc pour réparer cet affaiblissement des moyens de fixité supérieurs qu'ont été imaginés les procédés de fixation de l'intestin : la rectopexie et la colopexie.

a) Rectopexie. — La rectopexie postéro-inférieure a été imaginée et pratiquée par le professeur Verneuil, sur deux malades atteints de prolapsus volumineux et chez lesquels d'autres moyens, en particulier les injections sous-cutanées d'ergotine, la faradisation et les cautérisations n'avaient pas réussi (Obs. XXIV et XXVI). C'est à la fois une opération sur l'anus et sur le rectum; le manuel opératoire est le suivant : chlorofome, position de la taille et antisepsie préalable du rectum.

L'opération comprend trois temps bien distincts :

1° La dissection et l'excision d'un lambeau cutané destiné à mettre à jour la face postérieure du rectum dans sa partie inférieure et à retrancher en même temps une certaine quantité du sphincter anal.

2° La fixation proprement dite de la paroi postérieure du rectum de chaque côté du pli interfessier à l'aide de fils dits fixateurs.

3° Le rapprochement des bords de la plaie faite par l'excision de la peau et du sphincter à l'aide de sutures.

1er temps. — De chaque côté de l'anus, on tire une incision obliquement en bas et en arrière longue de 4 centimètres. Entre l'extrémité antérieure de ces incisions est comprise une portion de la circonférence anale correspondant à la quantité dont on veut rétrécir cet orifice. Elles commencent au point où la peau se confond avec la muqueuse ; de leurs extrémités postérieures partent deux autres incisions qui convergent vers la pointe du coccyx et se rencontrent à ce niveau. On obtient ainsi une figure simulant un losange à côtés à peu près égaux.

Le lambeau circonscrit de cette façon est disséqué d'arrière en avant, et on enlève en même temps, ce qui est rendu facile en tirant sur le lambeau, le 1/4 postérieur environ du sphincter anal, mais du sphincter seulement ; on respecte avec soin la paroi rectale qui se trouve ainsi à découvert au fond de la plaie, et on lie au catgut quelques artérioles.

2e temps. — Il consiste à placer les fils fixateurs ; muni de l'aiguille courbe d'Emmet, on passe 4 crins de Florence solides qui cheminent transversalement dans la paroi postérieure du rectum. Un doigt placé dans le rectum permet de conduire avec précision l'aiguille qui ne doit à aucun prix intéresser la muqueuse. On place ainsi 4 fils de haut en bas, le supérieur tangent à la pointe du coccyx, les 3 autres à 1 cent. ou 1 cent. 1/2 les uns au-dessous des autres de telle sorte que le dernier se trouve à quelques centimètres seulement du point où l'on a sectionné le sphincter.

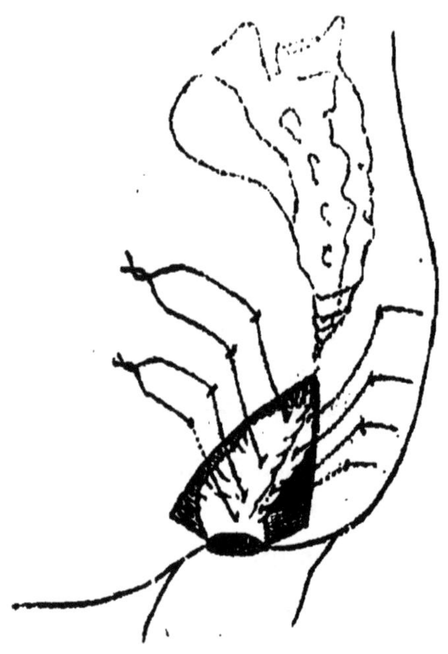

Si l'on saisit ces fils dans les mains et qu'on les tire vers le sacrum, on constate que la cavité du rectum est notablement rétrécie et que sa paroi postérieure est solidement immobilisée dans une grande étendue. C'est ce résultat qu'on obtient de la façon suivante. L'aiguille d'Emmet est plongée au travers de la peau à droite d'abord à 4 centimètres de la ligne médiane au niveau de l'articulation sacro-coccygienne, elle glisse sous la peau et vient se montrer dans la plaie ano-coccygienne. On introduit alors dans son chas le chef droit du fil le plus élevé qu'on amène au dehors en retirant l'aiguille ; on procède de la même façon à gauche pour dégager le second chef du fil supérieur et ainsi se trouve constituée une anse fixe en forme d'U un peu ouvert dont les branches sont susceptibles de se raccourcir d'autant plus qu'en tirant davantage sur les chefs, on fait remonter l'intestin.

Les anses inférieures sont traitées de la même façon c'est-à-dire que leurs chefs ayant traversé la peau à droite et à gauche de l'incision cutanée, elles forment des anses en U sous-jacentes à l'anse supérieure dont il vient d'être question. Ces fils sont noués deux à deux, par exemple d'un côté de la plaie on nouera entre elles les extrémités correspondantes des deux fils supérieurs, 1 et 2 d'une part, 2 et 4 d'autre part en plaçant au-dessous de chaque nœud, un petit bourdonnet de gaze iodoformée. Les fils étant bien tendus on noue ensuite leurs extrémités opposées de la même façon.

3° temps.— On excise définitivement le lambeau cutané qui avait été rabattu et laissé adhérent par sa base, en respectant la muqueuse. Déjà la plaie ano-coccygienne est notablement rétrécie par la constriction des fils fixateurs. Il suffit de passer quelques crins de Florence à l'aide de l'aiguille courbe au voisinage de l'anus et un

peu plus haut pour achever l'affrontement et le rétrécissement de l'anus.

Entre ces fils et les fils fixateurs, on peut placer un
petit drain destiné à rendre l'adhésion plus parfaite par
un tissu de cicatrice.

On obtient ainsi d'une part le rétrécissement de l'anus,
d'autre part la fixation de la paroi postérieure du rectum
remis en place au sillon interfessier.

Sur les deux malades opérés par ce procédé, chez l'un
la guérison s'est maintenue, chez l'autre il s'est fait une
récidive par la partie antérieure du rectum et le professeur Verneuil regrette de n'avoir pas pratiqué en même
temps une périnéorrhaphie antérieure qui aurait pu sou-
tenir le rectum de ce côté.

Quelque ingénieux que soit le procédé, il est clair qu'il
ne donne pas sur le rectum des moyens d'action suffisamment étendus. Il rétrécit le rectum, c'est vrai, beaucoup plus avantageusement que les autres procédés puisque les fils ne passent pas dans la cavité de l'intestin,
mais il ne peut agir que sur une portion restreinte du
rectum en largeur comme en longueur. En largeur, il
ne soutient que la paroi postérieure. En longueur, il ne
permet de fixer que les 6 centimètres de rectum correspondant à la distance qui sépare l'anus de l'articulation
sacro-coccygienne. Il ne pourrait remonter suffisamment
dans le bassin un prolapsus qui aurait plus de 6 centimètres de longueur. Mais dans les cas moyens s'accompa-
gnant d'élargissement prononcé du sphincter, il peut être
préférable aux procédés rétrécissant le rectum et l'anus
en opérant du côté de sa surface muqueuse.

b) COLOPEXIE. — Il faudrait pouvoir prendre l'intestin de plus haut, et tirer sur lui en le saisissant dans sa portion la plus mobile ce qui permettrait de maintenir tendue toute la portion située au-dessous du point fixé. On n'aurait plus alors une réduction du prolapsus par refoulement, par soutien inférieur, mais par traction abdominale.

C'est ce qu'a réalisé M. Jannel de Toulouse par la colopexie ou colopexotomie comme la désigne le professeur Verneuil. Cette méthode opératoire entièrement différente de celles que nous avons vues jusqu'ici n'a été encore employée que par son auteur, avec succès d'ailleurs. Elle a fait l'objet d'un rapport à l'Académie, du professeur Verneuil, rapport plein de remarques judicieuses, et auquel nous ferons de nombreux emprunts. D'une conception hardie, elle vise telle que l'a appliquée M. Jeannel deux résultats :

1° Attirer le côlon en haut et le fixer solidement à la paroi abdominale ;

2° Mettre la région malade à l'abri du passage des matières.

M. Jeannel a pratiqué dans la fosse iliaque gauche l'incision de Littre. Mais, en raison du déplacement qu'avait subi le côlon, il dut aller le chercher au niveau de l'articulation sacro-iliaque gauche. Il l'attira au dehors en exerçant des tractions douces sur son extrémité inférieure et constata non seulement la réduction du prolapsus, mais la traction en haut de l'anus qui prit un aspect infundibuliforme. Le côlon fut fixé à la partie inférieure de la plaie par la méthode dite de Maydl, et ouvert le sixième jour. Pour des motifs étrangers à la question, la cure de l'anus iliaque ne put être entreprise qu'au bout de 10 mois par trois applications d'entéro-tome et une autoplastie, la guérison fut complète. D'après ce qu'il a pu constater sur sa malade M. Jeannel estime que la fixation simple du côlon, sans l'attirer au dehors, et l'incision secondaire suffiraient, et que l'on pourrait dès la fin du premier mois commencer la cure de l'anus artificiel par une entérotomie très profonde.

Cette opération assure une fixation solide de l'intestin. Il est difficile d'admettre que les adhérences déterminées par la formation d'un anus contre nature avec éperon puissent céder et se relâcher. Le professeur Verneuil, sur plusieurs sujets morts deux ou trois ans après avoir porté un anus iliaque, a observé à l'autopsie une parfaite solidité es adhérences. L'ouverture se rétracte, se rétrécit, ou même quelquefois l'intestin tend à faire hernie.

Il est donc probable que le rectum reste définitivement fixé, alors même qu'il n'existerait plus du côté de l'anus des moyens de contention suffisants.

En second lieu, il faut attribuer une importance considérable à ce résultat que les matières ne passent plus par la partie inférieure de l'intestin. Plus d'efforts abdominaux lors de la défécation, plus de ténesme s'il survient de la diarrhée, plus de scybales dans l'ampoule rectale, et ce sont là des causes fréquentes qui provoquent la récidive du prolapsus. La rectite disparaît donc, les ulcérations guérissent, les tuniques intestinales comme tous les conduits muqueux lorsqu'ils cessent de fonctionner se rétractent. Le professeur Verneuil a montré qu'à la suite d'anus iliaque pour cancer du rectum la portion d'intestin comprise entre l'anus et le néoplasme se rétracte en circonférence comme en longueur au point d'être réduite à un cordon droit, court et dur qui contient à peine quelques mucosités.

D'après ces faits, il faut penser que l'anus iliaque intervient non moins activement que la suspension du côlon. Tandis que la fixation agit mécaniquement, la substitution d'un anus artificiel provoque le repos physiologique, l'immobilisation en quelque sorte, si utile pour permettre la réparation des lésions. C'est ainsi que le périnée, les sphincters sont dans les meilleures conditions pour récupérer leur énergie. Au besoin, si l'anus paraissait par trop dilaté, on serait à son aise pendant cette phase de repos du rectum pour pratiquer une opération plastique sur le périnée du genre de celles que nous avons décrites. Qu'on ajoute à cela l'électrisation, les reconstituants généraux, et il arrivera un moment, au bout d'un temps variable suivant la gravité des cas, où le chirurgien, maître de la situation, décidera d'entreprendre la cure de l'anus artificiel.

Voilà donc une opération qui remplit bien complètement son but. Le prolapsus comprend en effet deux sortes de lésions, l'une primitive, la perte des moyens de fixité, les autres consécutives, ulcérations, rectite, qui, par un échange de mauvais procédés entretiennent ou exagèrent la première. L'opération de M. Jeannel agit sur les unes et sur les autres, elle oppose, suivant l'expression du professeur Verneuil, à chaque facteur morbide un facteur curatif correspondant.

Envisagée au point de vue de sa gravité, on ne peut pas regarder, aujourd'hui surtout, comme une opération grave l'opération de l'anus iliaque. Maintes fois elle est pratiquée chez des sujets affaiblis, des cachectiques, des cancéreux, sans avoir jamais donné aucun accident opératoire.

Au point de vue de l'exécution même de l'opération, elle semble plus rapide que toute autre. On pourrait cependant se trouver dans un grand embarras résultant de la difficulté de mettre la main sur l'S iliaque qui peut avoir perdu complètement ses rapports. M. Jeannel dut chercher le gros intestin au niveau de la symphyse sacro-iliaque gauche. Il recommande, en cas de difficulté, de faire pénétrer par l'anus, à la faveur de sa dilatation excessive, une grosse sonde ou même la main, qui remonterait dans le rectum à la rencontre du doigt introduit dans la plaie iliaque.

Quant à la cure définitive de l'anus artificiel, il est certain que le chirurgien se trouve dans la nécessité d'une nouvelle opération d'une exécution souvent plus délicate que la première nécessitant plusieurs interventions : section de l'éperon et l'occlusion de l'orifice abdominal, néanmoins elle ne comporte pas un pronostic grave et peut tenir en échec plutôt l'habileté de l'opérateur que la vie du malade.

L'objection la plus sérieuse que l'on puisse opposer, c'est l'obligation de porter un anus iliaque pendant un temps variable. On connaît sans parler du dégoût inspiré par l'incontinence des matières, les érythèmes, les lymphangites les altérations cutanées qui peuvent se produire autour d'un anus contre nature. Il faut donc pour ne pas se laisser rebuter par la perspective de l'anus iliaque que l'affection à laquelle on l'oppose soit particulièrement grave. Or, il est des prolapsus revêtant cette gravité, menaçant la vie du malade par la cachexie, les douleurs, l'inanition volontaire, tant sont terribles les douleurs de la défécation. Dans ces cas l'avantage reste à l'anus iliaque. Si comme le pense M. Jeannel il est possible de fermer l'anus iliaque au bout d'un mois, on voit que dans ces conditions le traitement ne serait guère plus long que par les autres méthodes.

Est-il indispensable de pratiquer toujours un anus contre nature ? L'opération gagnerait beaucoup en simplicité, ce qui permettrait de l'appliquer à des prolapsus d'une gravité moindre ne réclamant pas les bénéfices de l'anus artificiel. Il suffirait alors, pense M. Jeannel de fixer le côlon à la plaie par un ou deux appendices épiploïques et de provoquer les adhérences par un pansement antiseptique ouvert. Il faut attendre pour conclure d'une façon certaine des faits nouveaux.

Le professeur Verneuil a tenté (Obs. 24) une colopexie simple, mais les opérations antérieures avaient déjà diminué le volume du prolapsus. D'un autre côté elles avaient fait perdre au rectum la faculté d'être attiré suffisamment par en haut et l'opération ne procura qu'une amélioration.

L'opération de la colopexie simple ou avec anus artificiel a donc besoin de la consécration d'un plus grand nombre de faits et les éléments nous manquent pour l'apprécier suffisamment. Beaucoup de chirurgiens lui préfèrent la résection qui a déjà donné nombre de succès définitifs. Toutefois on peut dire que par son mode d'action spécial sur les moyens de fixité supérieurs du rectum, elle ne doit pas être mise en parallèle avec les autres moyens thérapeutiques, mais prendre sa place et ses indications propres à côté de ceux-ci.

CHAPITRE III

Indications et choix des procédés.

Jusqu'ici nous nous sommes borné à une description de technique opératoire. Il nous reste à présent à déterminer les cas auxquels conviennent plus particulièrement les unes ou les autres de ces méthodes, en un mot à poser leurs indications.

Nous ne revenons pas sur le traitement du prolapsus muqueux, la question est jugée. Quant au prolapsus complet, nous ne saurions conclure à une seule méthode applicable dans tous les cas, et sans aller jusqu'à dire avec Treves qu'il est inutile de traiter chirurgicalement les prolapsus lorsqu'ils ne causent pas de gêne, il serait irrationnel d'appliquer aux formes légères de l'affection une opération compliquée, alors qu'elles peuvent être guéries par des moyens plus simples.

Mais, ce n'est pas dans la gravité des prolapsus qu'il faut chercher les indications, tous sont graves, puisqu'ils n'ont aucune tendance à rétrocéder et s'accroissent avec le temps. Selon l'état du sphincter et de l'intestin, selon que le prolapsus sera récent ou ancien, irréductible, enflammé ou étranglé, nous aurons à poser des indications spéciales, et si l'on nous permet une division très schématique des prolapsus du rectum, nous distinguerons :

1° Les prolapsus de petit volume, récents, ne sortant qu'au moment de la défécation et des violents efforts, réductibles quelquefois avec peine non par suite d'altérations de l'intestin ou d'adhérences, mais plutôt par la constriction du sphincter qui a conservé à peu près son intégrité de même que le périnée. Quelquefois il y a étranglement vrai. Ce sont, en général, les prolapsus des jeunes gens ou des adultes.

2° Les prolapsus anciens sortant au moindre effort, ou même seulement quand le malade est debout, facilement réductibles, résultant d'un relâchement de tout l'appareil fibro-musculaire du bassin, périnée insuffisant, sphincter dilaté largement. En général, vieillards cachectiques, femmes épuisées par de nombreuses grossesses.

3° Les prolapsus anciens, constamment au dehors, irréductibles, ayant subi des poussées inflammatoires fréquentes, accompagnées de fièvre, d'hémorrhagies. L'intestin est épaissi, ulcéré, il peut être le sujet de rétrécissements ou de dégénérescence néoplasique. Le sphincter est toujours dilaté.

Lorsqu'on se trouve en présence d'un prolapsus récemment sorti, s'étant constitué tout d'un coup pour ainsi dire, nettement consécutif à des accidents intestinaux, comme la dysenterie ou l'entérite chez les enfants, lorsque le périnée sera encore résistant, le sphincter contractile, il sera possible d'obtenir la réduction et le traitement assidu des accidents intestinaux préviendra le retour de l'affection. Que si le prolapsus réapparaissait, on pourrait en venir à bout par une application de raies de feu au thermocautère. Ce procédé est le plus simple et le plus efficace; pour les prolapsus de volume moyen il peut être très avantageux, et doit du moins toujours être tenté avant la résection ou la colopexie. S'il y a coexistence d'hémorrhoïdes, il donne les meilleurs résultats.

Lorsque le prolapsus s'est étranglé avec intensité, s'accompagne d'accidents généraux graves, l'indication d'intervenir immédiatement s'impose. On tentera d'abord la réduction sous le chloroforme, mais avec le plus grand ménagement; des accidents ont été observés tels que la rupture du prolapsus (Obs. I). On a conseillé de faciliter la réduction par un débridement au bistouri : ce moyen pourrait être employé lorsque l'orifice anal paraît être un agent d'étranglement, mais le chloroforme y supplée le plus souvent. Si la réduction est impossible, une seule méthode s'impose immédiatement, c'est la résection. Mikulicz l'a mise en pratique dans 7 cas avec succès. Dans le cas où les accidents généraux ne constituent pas un danger menaçant, on pourra attendre la disparition de ceux-ci par le repos, les bains, l'antiseptie de la région. L'opération sera faite plus tard dans de meilleures conditions, et même alors on pourrait encore obtenir la réduction, au dire d'Allingham et de Smith.

Il est encore des indications absolues à la résection : les prolapsus anciens sont souvent accompagnés de modifications prononcées dans un rectum qui reste cons-tamment au dehors, les couches sous-muqueuses et sous-péritonéales sont épaissies, infiltrées, les fibres musculaires atrophiées. Les deux cylindres ont adhéré l'un à l'autre par des poussées inflammatoires répétées. Souvent aussi, au niveau de l'orifice terminal du prolapsus la muqueuse ulcérée à plusieurs reprises a fait place à un anneau de rétrécissement cicatriciel. Là encore nous trouvons une indication à la résection. Il en sera de même si un néoplasme a fait du prolapsus son lieu d'élection, si des manœuvres de réduction ont déchiré les tuniques du rectum (1).

Quant au choix du procédé, celui de Mikulicz nous paraît avoir un seul avantage, c'est de tenir compte de la possibilité d'une hédrocèle. Il faudra donc rechercher avec soin les signes de celle-ci : incurvation de la tumeur dont l'orifice se dirige tout à fait en arrière, réductibilité partielle avec gargouillement. Pour peu que l'on ait à soupçonner l'existence de cette complication on devra employer le procédé de Mikulicz. Dans les autres con-

(1) Nous venons de parler des prolapsus compliqués de rétrécissement comme constituant une indication de l'extirpation. Cette opinion s'applique à des rétrécissements inodulaires anciens, ayant altéré l'intestin dans une notable étendue en surface comme en profondeur. Il n'en serait pas de même dans le cas de rétrécissement congénital des enfants accompagné de prolapsus. Boeckel rapporte 3 observations de rétrécissement congénital de l'extrémité supérieure du rectum complétement prolabé, qu'il a traités de la manière suivante, après avoir employé en vain d'autres moyens. Après réduction il maintient dans l'anus à l'aide de bretelles un pessaire en argent de 7 cent. de longueur à extrémité olivaire et percé d'un canal. Le rétrécissement bien que placé plus haut viendrait de lui-même sous l'influence des efforts se dilater sur la canule. Les 3 cas de prolapsus qu'il a traités par ce moyen, longs l'un de 4 cent. l'autre de 7 et le 3° de 8 terminés par un rétrécissement très étroit ont guéri entièrement en moins de 16 jours.

ditions, la résection avec les pinces comme nous l'avons décrite est d'une simplicité avantageuse. Il faut dire cependant que malgré ses apparences de procédé radical, la résection ne met pas absolument à l'abri de la récidive.

Que si on se trouve en présence d'un de ces prolapsus manifestement dus à un affaiblissement de tous les liens suspenseurs pelviens, prolapsus associés au prolapsus utérin, cystocèle, incontinence d'urine, faiblesse des anneaux, périnée atrophié et impuissant, que si le prolap-sus est parfaitement réductible bien que se reproduisant aussitôt, si les phénomènes de ténesme, de rectite sont particulièrement accentués, c'est alors que l'opération de M. Jeannel mérite à notre avis le choix du chirurgien. Elle sera la seule ressource dans le cas de prolapsus récidivé après la résection. Il est encore une circonstance dans laquelle la colopexie avec anus iliaque pourrait trouver ses indications ; en présence d'un prolapsus volu-mineux, récemment étranglé, irréductible, s'accompa-gnant d'accidents généraux graves d'obstruction, dépres-sion, collapsus, l'indication immédiate ne serait-elle pas de faire un anus iliaque, au lieu d'entreprendre une opé-ration plus laborieuse et plus fatigante pour le malade comme le serait la résection? Le prolapsus resterait au dehors, pourrait se sphacéler en partie et on intervien-drait plus tard par la résection. On aurait du moins, avec un trauma minimum, satisfait à l'indication la plus urgente.

L'avenir dira ce que vaut la colopexie simple, mais ne voit-on pas déjà qu'elle pourra peut-être trouver sa place en même temps qu'une hystéropexie, les deux affections, prolapsus utérin et prolapsus rectal coïncidant assez souvent.

Quant aux opérations sur l'anus, nous ne pensons pas qu'elles doivent être appliquées seules au traitement d'un prolapsus, à moins qu'il soit de petit volume. Mais elles peuvent dans certains cas être employées comme une opération complémentaire utile. Lorsqu'on aura constaté un élargissement excessif de l'orifice anal, il sera prudent de ne pas s'exposer à voir cette lésion secondaire devenir à son tour cause première d'une récidive. Il est certain que la dilatation de l'anus constitue une porte ouverte par laquelle la pression abdominale tend constamment non seulement à chasser l'intestin, mais à congestionner les ramifications de la veine porte et par suite l'extrémité inférieure du rectum.

Nous pensons donc qu'il est nécessaire dans ces cas sinon le même jour, du moins peu de temps après, d'achever le traitement par une restauration de l'anus. Ainsi a-t-on fortement conseillé la périnéorrhaphie comme complément des opérations pour les prolapsus ou les déviations utérines. C'est aussi pendant cette période de convalescence de l'opération principale que les moyens de traitement médicaux comme la strychnine, la médication intestinale trouveront leur place.

CONCLUSIONS

I. — Les méthodes chirurgicales applicables au traitement des prolapsus du rectum reposent sur trois ordres de moyens : le rétrécissement de l'anus et de la partie inférieure du rectum, — la suspension avec fixation de l'intestin, — l'extirpation.

La détermination du chirurgien en faveur de l'une de ces méthodes doit être subordonnée aux conditions anatomiques dans lesquelles se présente le prolapsus.

II. — Les prolapsus muqueux et les prolapsus récents de petit volume doivent être traités par les cautérisations linéaires au thermocautère (rétrécissement de l'intestin) et guérissent généralement par ce moyen.

III. — La résection peut être pratiquée dans tous les cas, mais elle est particulièrement indiquée dans les prolapsus anciens et étranglés, compliqués d'altérations profondes des tuniques, adhérences, rétrécissements, dégénérescence néoplasique.

IV. — La suspension du rectum est indiquée lorsque le prolapsus est facilement réductible et que le périnée a perdu sa résistance. Elle peut être pratiquée sous forme de colopexie simple ou associée à l'anus contre nature (une seule observation). Elle reste une dernière ressource si la résection a échoué.

V. — Les périnéorraphies anales applicables avec suc·cès aux petits prolapsus accompagnés d'élargissement du sphincter ne doivent pas être employées seules contre les prolapsus volumineux, mais elles constituent des opérations complémentaires précieuses qui devront sui vre à bref délai l'opération principale.

OBSERVATIONS

Obs. 1. — *Prolapsus compliqué d'hédrocèle. — Tentatives de réduction. — Rupture du rectum.* Roche. *Revue médico-ch.,* 1853, p. 600.

Femme atteinte d'un prolapsus étranglé du volume du poing ; l'auteur fait des tentatives de réduction, mais sous l'influence d'un violent effort de la malade le rectum éclate dans ses mains et laisse échapper une anse intestinale qui est aussitôt réduite.

Six heures plus tard, la plus grande partie de la masse intestinale avait fait issue au dehors, et la mort ne tarda pas à survenir.

Obs. 2. — *Prolapsus complet du rectum. — Raies de feu au thermocautère. — Succès immédiat. — Récidive au bout de 15 mois.* Due à l'obligeance de M. Routier, chirurgien des hôpitaux.

P. M. — 50 ans. Entrée le 20 avril 1888 à l'hôpital Laënnec. Antécédents paternels tuberculeux. Écoulements d'oreille et diarrhée habituelle. Aussi loin que remontent ses souvenirs, elle se rappelle avoir eu des prolapsus en allant à la selle.

En 1880, elle eut une dysenterie qui a augmenté encore son renversement d'intestin. Aujourd'hui, le rectum sorti forme une tumeur grosse comme une tête de fœtus, qu'on réduit facilement, mais qui se reproduit dès que la malade va à la selle ou fait un effort. La tumeur devient douloureuse au moment des règles. L'orifice central de l'intestin se reconnaît facilement ; il n'existe pas de sillon au niveau de l'anus et la muqueuse se continue directement avec la peau.

L.

Je me proposais d'essayer l'électrisation et d'autres moyens anodins lorsque la malade me dit qu'on l'avait déjà traitée inutilement, et c'est pour cette raison qu'elle entrait dans un service de chirurgie.

Je décidai alors de la traiter par les raies de feu appliquées sous le chloroforme, parallèlement au grand axe de l'intestin en traçant des raies profondes au thermocautère comprenant presque toute l'épaisseur de la muqueuse. L'intervention fut renouvelée 5 fois : le 25 avril, le 23 mai cinq raies de feu ; le 9 juin, 6 raies de feu ; le 27 juin, 8 raies de feu. Déjà la tumeur formée par le rectum sorti était beaucoup moindre, et presque réduite au volume d'une petite orange. 1er juillet, 6 raies de feu. Le 19 juillet, la malade sort complètement guérie, et le rectum ne descend plus même quand elle va à la selle. Toutes ces interventions n'ont jamais donné lieu au moindre accident, et la défécation s'accomplissait sans aucune douleur. Le traitement fut donc très facile à tolérer.

Au mois de novembre 1889 j'appris qu'elle était restée guérie 15 mois, mais qu'il y a un mois elle a eu une atteinte de diarrhée et de dysenterie et que son fondement sort de nouveau, beaucoup moins qu'auparavant toutefois.

Obs. 3. — *Prolapsus complet du rectum. — Cautérisation. — Guérison.* Due à l'obligeance de M. le Dr Schwartz, chirurgien des hôpitaux.

R. Georges, âgé de 37 ans, n'a d'autres antécédents qu'un père mort de tuberculose pulmonaire. Il paraît que dans sa jeunesse il a déjà été atteint d'un prolapsus du rectum. Les accidents actuels sont tout à fait récents.

C'est à la suite d'une purgation qu'en allant à la selle le rectum sortit par l'anus, et dès le lendemain il entrait à l'hôpital.

On constate une tumeur molle, rougeâtre recouverte d'un mucus épais, du volume d'une orange. Elle a tous les caractères d'un prolapsus complet. Elle n'est pas douloureuse à la pression, mais résiste aux tentatives de réduction.

Le malade a de la diarrhée, à laquelle d'ailleurs il est sujet, et de l'incontinence des matières fécales. Il est amaigri et fatigué, l'appétit est nul et dans la soirée il a eu un peu de flèvre. Ajoutons une toux persistante, sans expectoration. On constate les signes d'un léger épanchement pleural qui disparut au bout de peu de jours.

Le traitement du prolapsus fut alors entrepris. A deux reprises, à huit jours d'intervalle M. Schwartz appliqua à la surface de la tumeur des raies et des pointes de feu. L'anesthésie locale fut obtenue d'une façon complète par un badigeonnage avec une solution au vingtième de chlorhydrate de cocaïne. Le prolapsus ne reparut pas et actuellement, c'est-à-dire au bout d'un mois, le malade reste entièrement guéri.

Obs. 4 (personnelle). — *Prolapsus complet du rectum. — Résection. — Guérison.*

Le nommé R..., Edmond, âgé de 37 ans, garçon fruitier, entre le 23 novembre 1889, salle Ambroise-Paré, lit n° 44. Clinique chirurgicale de la Charité, service du professeur Trélat.

Homme do bonne santé générale, peu musclé il est vrai, mais s'étant toujours bien porté. Un séjour de 4 ans en Afrique ne lui a causé que quelques accès de flèvre intermittente, mais pas de dysenterie.

Il raconte que son prolapsus aurait débuté vers l'âge de 3 ou 4 ans, sans jamais lui avoir occasionné d'accidents. Il a augmenté progressivement, et depuis quelques années surtout, il est devenu pour lui cause d'une grande gêne. A différentes reprises, il a dû cesser son travail pendant plusieurs jours. Au moindre effort, ou même sous la seule influence de la marche, le prolapsus se montre. Il est alors obligé de le réduire avec la main, ce qu'il obtient facilement. Pour retenir son intestin, il est obligé, dit-il, de « serrer les fesses » en marchant.

Depuis quatre mois, il éprouve des douleurs vives au niveau de l'anus, et il expulse une grande quantité de liquide glaireux. Il n'est sujet ni à la constipation ni à une diarrhée véritable.

Lorsque le malade est au lit, le prolapsus reste réduit, mais sort au moindre effort. Il le rentre soit avec la main, soit par une série de contractions de son releveur.

On constate alors une tumeur en forme de tronc de cône dont la base est tournée vers l'anus, elle est recouverte d'une muqueuse rouge vif, plissée transversalement. Sa longueur est de 10 cent. Le sommet tronqué est représenté par un petit orifice circulaire, et sa base répond au contour de l'orifice anal élargi. On ne voit pas la muqueuse se continuer à ce niveau avec la peau, un sillon l'en sépare, mais c'est à peine s'il a quelques millimètres de profondeur, et il suffit de tirer un peu sur la peau ou sur la tumeur pour le faire disparaître.

Le cône est dirigé directement en bas, sans incurvation. Il n'y a pas d'ulcérations sur la muqueuse. Lorsqu'on introduit le doigt dans l'orifice, pour apprécier ses parois, on remarque que ce cône creux est partout de consistance molle, élastique et, vers sa base, surtout d'une grande épaisseur qui peut être évaluée à trois cent.

L'anus est considérablement élargi, et on y fait pénétrer 3 doigts ; on ne sent pas de contractions du sphincter. Le périnée, en arrière comme en avant de l'anus est très dépressible, et fait saillie pendant l'effort.

L'abdomen est souple, sans flaccidité des parois, sans faiblesse des anneaux.

Au bout de 8 jours sous l'influence du repos au lit, la douleur avait disparu, ainsi que la rectite et le 15 décembre on opérait le malade par le procédé que nous avons décrit, après avoir préparé l'intestin par un purgatif et un lavement la veille et 1 gr. de naphtol les jours précédents.

Sur les deux portions réséquées chez ce malade on pouvait

constater que le cylindre interne et le cylindre externe surtout étaient beaucoup plus minces au niveau du sommet (4 millim.) qu'au niveau de la base (20 millim.) du prolapsus. La portion antérieure était doublée par une surface péritonéale de 5 cent. de côté.

La section terminée la ligne de suture rentra d'elle-même au-dessus de l'orifice anal.

30 sutures à la soie avaient été employées comme pansement, une petite mèche de gaze iodoformée fut introduite dans l'anus et maintenue par un tampon d'ouate et un bandage en T.

Les jours suivants, le malade continua à prendre 1 gr. de naphtol et de pilules d'extrait thébaïque de 0,10 cent. Nourriture, lait et œufs.

Le malade n'éprouva aucune douleur après l'opération. Le 6° jour après l'opération on change le pansement, on constate avec le doigt que les sutures ont cédé dans le tiers postérieur de leur circonférence. Il existe à ce niveau un sillon déprimé d'environ un centimètre de largeur. Dans les autres points la couronne de suture tient parfaitement.

Elle est située à 2 cent. au-dessus de l'anus. L'orifice anal s'est un peu rétréci.

Le 12° jour. Le malade va spontanément à la selle. On lui fait partir de cette époque un lavage boriqué quotidien de l'ampoule rectale avec une sonde molle.

Le 20° jour. La dépression formée par l'écartement des deux bouts intestinaux en arrière est comblée par des bourgeons charnus.

Le 15 janvier, c'est-à-dire 25 jours plus tard, le malade sort entièrement guéri.

Il revient donner de ses nouvelles le 2 février.

On trouve la région en très bon état ; aucune tendance au prolapsus. Le sphincter est toujours élargi.

Par le toucher on sent à 3 cent. au-dessus de l'anus la cicatrice formant un léger rétrécissement. Linéaire en avant, elle est un peu irrégulière et bourgeonnante en arrière. La défécation

s'accomplit normalement sans tendance au prolapsus, sans
douleur. L'état général est excellent.

Obs. 5. — *Prolapsus complet du rectum. — Résection. — Guérison.* Dr PAUL SEGOND. *Soc. de chirurg,* novembre 1889.

Homme âgé de 32 ans, dont le prolapsus date de l'enfance ;
mais il n'a commencé à souffrir que vers l'âge de 16 ans. Il
paraît qu'à cette époque le prolapsus s'est compliqué d'hémorrhagies très abondantes provoquées par des hémorrhoïdes
volumineuses, et, au dire du malade, c'est à cette dernière lésion
que se sont surtout adressées les nombreuses opérations qu'il
a subies de 20 à 26 ans. De quelle nature ont été ces interventions, presque toutes pratiquées au fer rouge ou au thermocautère, je ne saurais le préciser ; le fait est que de 20 à 26 ans,
notre homme a été opéré cinq fois par quatre chirurgiens dif-
férents, et que la dernière opération est la seule qui ait fait disparaître les hémorrhoïdes. Par contre, le prolapsus et tous ses
inconvénients habituels se sont accrus, les selles sont devenues
de plus en plus douloureuses, et la réduction du prolapsus
chaque fois plus laborieuse. Désespéré par son infirmité, le
patient s'est décidé a réclamer une sixième fois le secours de
la chirurgie. Il est entré à la Charité dans le service du professeur Trélat, et c'est là que je l'ai opéré et guéri.

Le prolapsus était volumineux, mesurait 9 centimètres de
hauteur, et présentait ceci de particulier, qu'à l'extrémité de la
masse prolabée, on constatait l'existence d'un rétrécissement
cicatriciel circulaire dans lequel l'index pénétrait à frottement.
Il y a tout lieu de penser du reste que ce rétrécissement était la
cause première du prolapsus ; en tout cas, cette atrésie était
pour ainsi dire la lésion principale, c'est contre elle qu'il fallait
agir, et, l'ablation de la masse prolabée était donc le seul parti
qui répondit à toutes les indications. Aussi pourrait-on dire que
ce fait est moins une ablation de prolapsus qu'une résection
intestinale dirigée contre un rétrécissement. Mais, dans l'es-

pèce, la nuance importe peu, et si l'observation de mon opéré ne peut être invoquée en faveur des indications comparées de colopexie et de rectectomie, elle n'en reste pas moins un exemple net des excellents résultats que peut donner l'extirpation du rectum prolabé. Après avoir divisé le gros cylindre prolabé en deux valves, j'ai réséqué celles-ci à leur base à 1 centim. environ de l'anus. L'hémostase provisoire avait été assurée à l'aide des pinces à longs mors parallèles, placées à la base des lambeaux et le long de leurs bords latéraux. J'ai pratiqué la section des deux valves rectales par petits coups et au fur et à mesure que je plaçais les sutures. Grâce à la multiplicité de ces points de suture, j'ai pu assurer aussi bien l'hémostase définitive que l'occlusion du cul-de-sac péritonéal inclus dans la valve rectale antérieure. La guérison s'est effectuée sans le moindre incident, j'ai enlevé les sutures le 8e jour.

L'opéré dont le professeur Trélat a constaté lui-même le bon état a quitté l'hôpital complètement débarrassé de son infirmité, retenant bien ses matières grâce à l'intégrité de son sphincter, allant à la selle sans douleurs, et n'ayant presque plus traces de prolapsus.

J'ai pratiqué cette opération le 19 août 1887, je n'ai plus revu le malade, mais comme il m'avait promis de lui-même de revenir à la moindre alerte, j'ai tout lieu de penser que la guérison s'est maintenue.

OBS. 6. — *Prolapsus complet de* 11 *cent.* — *Résection.* — *Récidive au bout de* 8 *mois.* NÉLATON. Soc. de chirurgie, séance du 27 novembre 1889. *Progrès méd.*, 1889, p. 519.

Femme de 44 ans, ayant eu de nombreux accouchements. Il existe un prolapsus rectal de 11 cent. datant de 3 ans. Le *périnée est relâché.* Tous les pessaires les plus variés ont été en vain employés : l'état de la malade est intolérable et elle réclame un traitement radical. L'excision totale est pratiquée le 8 octobre 1887. Deux pinces à hystérectomie vaginale sont pla-

cées sur chaque moitié du rectum prolabé, et on l'incise verticalement de façon à le transformer en deux lambeaux latéraux.
Ces lambeaux sont réséqués à leur base en ayant soin après
chaque coup de ciseau sectionnant un centimètre environ de
paroi prolabée de faire un point de suture. Le résultat immédiat fut très beau, la cicatrisation parfaite, sans douleur.
3 mois après, le résultat s'était maintenu, il n'y avait pas de
récidive.

14 mois après, il s'est reproduit un prolapsus de 6 centim.
qui date de 6 mois environ. La malade depuis a été perdue de
vue.

Obs. 7. — *Prolapsus complet du rectum. — Deux résections.
— Rupture de la suture. — Hernie de l'intestin par la déchirure. — Résection. — Guérison.* Nélaton. Soc. de Chir.,
séance du 27 novembre 1889. *Progr. méd.* 1889, p. 519.

Femme de 53 ans, opérée par excision d'un prolapsus rectal
par M. Périer. La malade avait eu 8 accouchements, *le périnée
était très flasque.* Le 15 juin 1888, on dut faire une nouvelle
résection. La malade sort le 20e jour. Dix jours après, on la
ramène à l'hôpital dans un état déplorable (collapsus, faciès
péritonéal). A la suite d'un effort violent, elle a eu une déchirure du périnée et le prolapsus s'est montré à nouveau. On
voit dans la région anale une masse rouge qui représente
25 cent. d'intestin.

Ce qu'il y a d'étonnant c'est que cet intestin se présente par
sa face séreuse, fait qui s'explique de la façon suivante : Lors
de l'effort le périnée s'est rompu à la partie postérieure de la
plaie anale et la masse intestinale a été violemment expulsée
en ce point. La poussée étant très considérable, l'intestin a tiré
fortement sur la partie inférieure du rectum qui s'est rompue
à l'union de sa portion ampullaire et de sa portion sphincté-
rienne.

L'anus en effet paraît sain en avant de la tumeur qui fait hernie derrière lui.

Le doigt introduit s'engage en avant dans la cavité péritonéale ouverte par la déchirure de l'intestin ; en arrière, il pénètre dans le bout inférieur du gros intestin replié en anse. En présence de cet accident, M. Nélaton réséqua la portion du rectum prolabé, et fit près de l'anus un anus artificiel en arrière de l'anus normal qu'il sutura et ferma de façon à y laisser une sorte d'infundibulum de 2 cent. de haut. Ceci fait, il y avait donc 2 orifices et 2 conduits, en canon de fusil ; en arrière l'anus artificiel conduisait dans le gros intestin ; en avant l'anus normal était transformé en infundibulum.

M. Nélaton fait remarquer que cette observation, de même que la précédente, démontre l'insuffisance des moyens de fixité supérieurs du rectum et paraît plaider en faveur de la colopexie.

Obs. 8. — *Prolapsus complet du rectum irréductible. — Résection. — Guérison.* MENNE. Th., Paris, 1889. Résumée.

A. A..., enfant de deux ans et demi, est présenté à la consultation de l'hôpital St-Louis, service du Dr Péan.

C'est un enfant chétif, malingre, sorti de nourrice il y 6 mois, qui est atteint d'un prolapsus rectal depuis deux ou trois mois. Pendant ce laps de temps, trois fois le prolapsus est devenu considérable. La réduction en a été opérée par les parents.

Le prolapsus depuis la veille au matin mesure 12 à 14 centimètres. De l'anus sort un boudin rouge vineux intense dont la surface est ridée surtout à sa partie supérieure. La muqueuse recouverte de mucosités présente quelques points noirs disséminés. Les tentatives de réduction, même sous le chloroforme, sont impossibles.

Le lendemain, opération sous le chloroforme : la partie prolabée est saisie et entourée à sa base d'un lien constricteur en caoutchouc, puis elle est tendue par quatre ou cinq pinces hémostatiques. De deux coups de ciseaux on la divise verticalement jusqu'à deux centimètres de l'anus en deux lambeaux, l'un antérieur, l'autre postérieur, qui sont réséqués à leur base. On maintient le bout central qui est l'S iliaque avec des pinces hémostatiques et on le réunit soigneusement par des sutures à la soie à la petite portion de rectum conservée. L'opération fut faite sans perte de sang et terminée par un lavage au sublimé et un pansement iodoformé.

L'enfant 8 jours après paraissait définitivement guéri, mais il n'a pas été revu.

OBS. 9. — *Prolapsus muqueux de 11 centimètres. — État de marasme. — Résection. — Guérison.* TREVES. *The Lancet,* février 1890, p. 454 et suiv.

Alfred H..., employé, âgé de 37 ans, entra à l'hôpital de Londres le 17 juin en 1889, pour un prolapsus du rectum.

Il était maigre, faible de tempérament nerveux et faisait un lamentable récit des années qu'il venait de passer. Le prolapsus s'était montré depuis 11 ans, à la suite d'une diarrhée chronique. Pendant 4 ans il ne causa qu'un léger inconvénient. Il sortait fréquemment, mais pas toujours après les défécations. Il le réduisait avec difficulté, et plus tard il devint si gênant que le malade dut cesser son travail. La réduction du prolapsus était obtenue avec une difficulté incroyable et il devint bientôt irréductible dans une grande étendue. Après avoir essayé des trucs variés, il avait adopté pour le protéger une compresse en forme de cône, dont il se servait depuis un an. Il n'y avait rien de dominant dans son histoire. Il n'avait jamais eu de syphilis, il ne souffrait pas de troubles urinaires, et n'avait jamais eu ni hémorrhoïdes, ni polypes. Son prolapsus l'avait jeté dans un état lamentable. La défécation était accompagnée d'un ténesme intense et d'une douleur extrêmement vive. Depuis plusieurs années, il s'était habitué à endurer ce supplice une fois par semaine. Il se préparait à cet acte par un vigoureux purgatif, se maintenait accroupi pendant plusieurs heures et restait épuisé le reste du jour. Il y avait une débâcle considérable de muous, mêlé quelquefois de sang. Le malade était devenu hypochondriaque, dans un état de dépression extrême, l'esprit toujours concentré sur son prolapsus. Il se servait d'un langage expressif et de termes imagés pour décrire l'état de son rectum qui semblait absorber toute son attention. Le prolapsus a l'aspect ordinaire et mesure 5 pouces de longueur (12 cent. 70). Il paraît constitué seulement par la muqueuse. Il peut être réduit avec difficulté et reparaît immédiatement à mesure qu'on retire la main.

Le 19 juin j'exécute l'opération suivante. Le rectum ayant été vidé par un purgatif suivi d'un lavement le malade fut anesthésié et placé dans la position de la taille. Les béquilles de Clower furent employées. Les fesses furent soigneusement soulevées, en partie dans le but ne présenter la région dans la position la plus convenable, en partie pour que les anses du petit intestin pussent être écartées du plancher pelvien afin de les empêcher de faire hernie. Le premier temps de l'opération consista à attirer la tumeur au dehors. La muqueuse fut saisie dans l'intérieur du prolapsus avec trois pinces à langue et attirée. Les pinces furent laissées en place pour indiquer le sommet réel du prolapsus et prévenir par leur poids une rétraction trop grande de la muqueuse éversée. Je fis alors une section circulaire autour de la base du prolapsus au point exact où la peau se continue avec la muqueuse. L'incision intéressa seulement la muqueuse, e la disséquai en manchette avec les ciseaux et les pinces et je la rabattis : il n'y avait plus de la sorte qu'une surface cruentée de visible et le prolapsus était doublé de longueur. Écoulement sanguin insignifiant. L'objet de cette dissection était de constater la nature des tissus formant le prolapsus et que j'allais exciser. Le sphincter externe très hypertrophié n'était pas découvert et on ne pouvait pas voir la

limite du sphincter interne. J'introduisis alors mon index gauche dans l'orifice du prolapsus et je m'assurai qu'il était constitué par la muqueuse seule. J'entrepris donc la résection du
feuillet muqueux intérieur à la hauteur de l'anus, en plaçant
des pinces à pression sur le bord de ma section au fur et à
mesure que je coupais, ce qui détermina l'arrêt immédiat de
l'hémorrhagie et empêcha la muqueuse de remonter dans le
rectum. Le prolapsus était ainsi complètement excisé et 6 ou 8
pinces à pression maintenaient le bord de la muqueuse. Les
points qui saignaient furent liés au catgut. La muqueuse fut fixée
à la peau de la marge de l'anus, par des sutures à la soie. On
fit huit ligatures et 50 sutures à la soie.

On comprend que la partie enlevée représentait la totalité du
prolapsus, elle avait l'aspect d'un tube de membrane muqueuse
dont l'endothélium était au dedans et qui mesurait quand il fut
étendu 22 cent. L'opération s'est faite simplement sans compli-
cations, avec une hémorrhagie insignifiante. Le pansement fut
fait à la gaze iodoformée. Dans ce cas, j'eus l'idée d'exciser
une portion du sphincter externe dans le but de diminuer
l'ouverture anale, qui à la fin de l'opération pouvait admettre
4 doigts. J'enlevai un pouce du muscle et je réunis la division
avec 3 sutures au catgut. Cette opération n'était pas nécessaire
et causa pendant les jours suivants une augmentation des douleurs et beaucoup de ténesme. Je ne l'ai plus faite depuis. La
région fut fréquemment lavée à l'eau boriquée. Les sutures furent enlevées le 10° jour. L'intestin s'exonéra naturellement le
5° jour, et le patient guérit sans aucune complication. Il y eut
une légère incontinence au début, mais à la fin du mois, les
fonctions de l'anus étaient entièrement recouvrées. La guérison du malade se trouva nécessairement prolongée par suite
de son état nerveux et par sa dépression intellectuelle, mais la
guérison du prolapsus fut complète.

Obs. 10. — *Prolapsus complet de 13 centim. de long. — Résection. — Guérison.* TREVES. *Loc. cit.*

Richard D., marin, âgé de 36 ans, entre à l'hôpital de Londres le 20 février 1889. Il portait un prolapsus énorme qui devait être la variété complète. C'était un homme fort, vigoureux, qui n'avait jamais eu que les fièvres intermittentes et la dysenterie. Son prolapsus sortit pour la première fois dans une atteinte de dysenterie il y a 4 ans. L'intestin commença à sortir au moment de la défécation, puis au moindre effort et depuis 12 mois, il a de la difficulté à le réduire, il souffre en même temps d'un ténesme violent, il est incapable de retenir ses matières fécales ni des mucosités sanguinolentes, et a une grande irritabilité de la vessie, au point d'uriner 40 fois en 3 heures. Ses matières sont mouldes comme des crayons et il est obligé de les faire sortir avec les doigts. Le prolapsus est conique, recouvert par une muqueuse saine ; il mesure 10 pouces 1/2 (28 centim.) de circonférence à sa base et 5 pouces (13 centim.) de longueur.

Après réduction, l'anus paraît énorme, à peine contractile ; il ne peut retenir ni matières ni gaz. L'orifice du prolapsus est très petit, rétréci, et admet juste le doigt. La tumeur paraît formée par une partie périphérique molle, avec un cylindre central comme cartilagineux.

L'excision fut faite le 22 février.

Position de la taille. Le prolapsus est éversé, et on incise circulairement la muqueuse extérieure juste à sa jonction avec la peau. La muqueuse fut alors disséquée avec des ciseaux et rabattue jusqu'au sommet du cône ; de la sorte, la tumeur était à découvert dépouillée de sa muqueuse, on la sentait dure et ferme, excepté dans sa partie antérieure au voisinage même de l'anus. La elle était molle et contenait certainement du péritoine, mais pas d'intestin grêle. Je divisai alors le prolapsus au ras de l'anus, je coupai le cylindre extérieur et j'ouvris le péritoine que je garantis ensuite avec une éponge.

Le reste fut enlevé rapidement aux ciseaux. Le bout supérieur d'intestin, musculaire et muqueuse, fut saisi avec des pinces à forcipressure pour l'empêcher de se rétracter et faire l'hémostase. Je m'occupai ensuite de fermer le péritoine. J'enlevai l'éponge et je plaçai 6 ou 7 points de fin catgut sur la séreuse, puis je fixai le bout supérieur de l'intestin à la marge de l'anus ; les sutures faites à la soie comprenaient toute l'épaisseur du rectum et le plus possible des tissus sous-cutanés de l'anus. L'intestin avait été divisé au-dessus des parties hypertrophiées et, dans le point où il fut suturé, était mince et d'aspect normal. L'anus formait un immense orifice. La partie enlevée était tapissée par un carré de 4 pouces du péritoine. Il n'y avait pas de couche musculaire dans le cylindre externe. Le sphincter interne formait le sommet du prolapsus et était par conséquent distant du sphincter externe de 12 centim. La tunique musculaire du rectum était donc descendue directement, sans se renverser, comme l'aurait fait un organe dur tel que l'utérus. Remarquons que les deux sphincters diffèrent au point de vue de la structure et de la morphologie, ils se développent séparément chez l'embryon.

Les tissus du prolapsus n'offraient pas d'altération, si ce n'est l'épaississement de la muqueuse ; son calibre admettait l'index, mais se laissait facilement dilater. Il n'y avait ni rétrécissement, ni trace de polype.

Le malade guérit rapidement. La température était normale le matin, mais s'élevait à 40° le soir, ce qui tenait à son impaludisme. Peu de douleurs. Rétention d'urine pendant plusieurs jours. Purgatif à l'huile de ricin le 7° jour ; les sutures sont enlevées le 13°, pas de pus. Le malade se levait au bout de 5 semaines et retenait bien ses matières. Il a été revu plusieurs mois après en excellente santé.

Obs. 11. — *Prolapsus rectal de 10 centim. — Résection. — Guérison.* Treves. *Loc. cit.* Résumée.

Elisa G., 43 ans, entre à l'hôpital le 6 octobre 1889. Elle est faible, mal portante, a eu dans son enfance des ulcérations rebelles et présente sur les membres de nombreuses cicatrices de strume. Il y a trente ans que son prolapsus est apparu. Il ne sortait qu'au moment de la défécation, et c'est dernièrement seulement qu'elle a pu le réduire seule ; elle a dû aller nombre de fois à l'hôpital pour qu'on le lui réduise. Elle a été soumise il y a huit ans à une opération dont le succès ne s'est maintenu que pendant 12 mois ; une autre opération faite il y a 5 ans n'empêchait pas la récidive au bout d'un mois. Elle croit qu'on l'a traitée par le feu. Cette année même elle est allée cinq fois à la consultation parce que son prolapsus était devenu irréductible. Actuellement, à chaque défécation, l'intestin sort, mais elle peut le remettre en place. La tumeur est couverte par une muqueuse saine et mesure 4 pouces de longueur (10 centim.). Le périnée est sain. Le prolapsus fut excisé par la même méthode que celle qui a été décrite précédemment, mais on ne toucha pas au sphincter. On dut faire 4 ligatures et la muqueuse fut soigneusement suturée à la peau. Tout se passa bien ensuite malgré une atteinte de pneumonie. La malade ne souffrit que pendant quelques jours. Elle quitta l'hôpital le 14 novembre. Le sphincter avait recouvré entièrement sa tonicité.

Obs. 12. — *Prolapsus rectal du volume de deux poings, réductible. — Résection. — Guérison.* Mikulicz. *Arch. für Klin. Chir.*, 1888.

W. B., 44 ans, est un paysan qui souffre depuis son enfance de constipation et depuis l'âge de 19 ans d'un prolapsus du rectum. Plusieurs fois par jour il est pris d'un violent ténesme à la suite duquel son prolapsus sort en donnant écoulement à une sérosité sanguinolente. Il obtient avec peine la réduction avec ses mains. Depuis deux ans, il est affaibli au point de ne pouvoir travailler. Il y a trois ans, il a été traité par des cautérisations, mais l'amélioration fut de courte durée, la récidive survint trois mois après.

Il est maigre, anémié, l'anus est lâche et élargi. Au moindre effort, le prolapsus se montre sous forme d'une tumeur du volume de deux poings ; la muqueuse est épaissie, érodée, et en deux points se voit une ulcération étendue et profonde. Autour de l'orifice anal, on voit des cicatrices, traces de la première opération.

Résection le 3 mars. Suites simples, sans fièvre. La première selle a lieu le 11e jour et le malade sort le 16 mars.

Le toucher rectal montre que la partie antérieure s'est réunie par première intention, mais qu'en arrière il existe une petite plaie granuleuse de 1 centim.

J'ai eu, grâce au Dr Klein le 11 janvier 1888, c'est-à-dire 10 mois après, les renseignements suivants : le malade est parfaitement bien portant, et même est devenu si fort qu'il peut remplir les fonctions pénibles de garçon de ferme. Il n'y a pas de rétrécissement, et le prolapsus n'a pas reparu.

Obs. 13. — *Prolapsus du rectum long de 8 cent., réductible. — Résection. — Guérison.* Mikulicz. *Arch. für Klin. Chir.*, 1888.

M. S., 21 ans, israélite. A été atteint de typhus il y a 4 ans. Dès sa plus tendre jeunesse, il avait du prolapsus à chaque selle. Depuis deux ans son état s'aggrave progressivement ; il éprouve de violentes douleurs et des hémorrhagies. Le sphincter est relâché au point qu'une partie de la muqueuse fait saillie au moindre effort. Lorsqu'il pousse, on voit sortir une tumeur piriforme longue de 8 centim. La muqueuse qui la recouvre est hypertrophiée par places, en d'autres érodée et couverte de granulations papillomateuses du volume d'un pois.

La résection fut pratiquée le 27 mai 1886. La guérison fut simple, et les selles revinrent le 15e jour sans hémorrhagies et sans douleurs. Le malade sortit le 17 juin.

Six mois plus tard, il était parfaitement bien portant et la défécation se faisait normalement. Le Dr Schalay m'a envoyé une note sur son état. A deux cent. au-dessus du sphincter, on sent à gauche la cicatrice sous forme d'une bride transversale, mais le calibre est resté large et le doigt peut se mouvoir dans toutes les directions.

Obs. 14. — *Prolapsus du rectum réductible de 14 centim. de longueur. — Résection. — Guérison.* MIKULICZ. *Arch. für Klin. Chir.,* 1888.

P. S., 18 ans. A souffert de diarrhée à plusieurs reprises depuis son enfance. Déjà à cette époque, il avait eu du prolapsus. Depuis deux ans, il est atteint de constipation et son prolapsus se montre à chaque selle. En outre, il éprouve de violentes douleurs pendant la marche. Depuis six mois à chaque selle se produisent des hémorrhagies rectales considérables. Il est maigre, pâle, profondément aminci et porte une hernie inguinale gauche au début. L'anus est normal à part l'affaiblissement du sphincter et quelques dilatations veineuses. Dès qu'il fait effort, il sort un boudin de 14 centim. de long recouvert par une muqueuse brun rougeâtre, lâche, exulcérée par places. Le malade arrive à le réduire lui-même en élevant le bassin par la position genu-pectorale et ensuite en contractant et relâchant alternativement son sphincter. Traité antérieurement sans succès, il se décida à une opération qui fut faite le 24 mars 1885, toujours d'après le même procédé. Suites simples : le malade reçut des aliments liquides et de l'opium pendant 8 jours. La T. atteint 38°,4 le second jour. Il n'y eut aucune douleur ; la première selle survint le 11e jour, et trois semaines après, le malade quittait l'hôpital enchanté. A deux centim. au-dessus de l'anus, on sentait avec le doigt la cicatrice et un rétrécissement insignifiant. Le malade n'a pas été revu depuis, mais il était intelligent et serait revenu s'il avait souffert.

Obs. 15. — *Prolapsus rectal irréductible de 11 centim. de longueur. — Résection. — Guérison.* Mikulicz. *Arch. für Klin. Chirurg.*, 1888.

M. S., 5 ans, est atteint d'un prolapsus qui est d'abord sorti à différentes époques, mais a pu être réduit spontanément. Il est devenu irréductible depuis trois semaines, le malade a de la diarrhée, de l'anorexie et s'affaiblit de plus en plus. On l'apporte à la clinique le 28 janvier.

Il est amaigri, l'abdomen est ballonné et douloureux à la palpation profonde. Par l'anus sort une tumeur de 11 centim. de long, en forme de concombre, incurvée en avant et à droite et recouverte d'une muqueuse rouge brun, œdémateuse, par places, couverte de taches hémorrhagiques et ulcérée. A son extrémité est un orifice en forme de fente, admettant le petit doigt. La muqueuse se continue sans sillon intermédiaire avec la peau de l'orifice anal. Toutes les tentatives de réduction échouèrent et la résection fut pratiquée immédiatement sous le chloroforme d'après notre procédé à 1 centim. de l'anus. L'enfant ne reçut que des aliments liquides pendant 10 jours et fut traité par l'opium. Néanmoins, il survint de la diarrhée avec température élevée, 39°,4 le second jour, sans aucun signe de péritonite. A partir du 15ᵉ jour se fit une amélioration rapide et le malade sortit guéri le 22 février. On sentait par le toucher rectal à 2 centim. au-dessus de l'orifice anal une cicatrice souple en forme d'anneau, formant un rétrécissement insignifiant. Les selles étaient régulières et sans douleur.

J'eus des nouvelles du malade au bout de deux ans ; il était en parfaite santé et la défécation s'accomplissait normalement. Il est mort depuis du typhus.

Obs. 10. — *Prolapsus long de 38 cent. formé par le côlon et la partie supérieure du rectum. — Résection de 76 cent. d'intestin. — Guérison.* MIKULICZ. *Wien. med. Press.*, 1883, n°ˢ 50 et 51, et *Arch. für Klin. Chirurg.*, 1888.

Femme de 52 ans qui a eu 3 enfants. Bonne santé habituelle. Elle souffrait de constipation dans ces derniers temps, lorsque le 12 juin au soir, son intestin fit irruption en allant à la selle. Je l'examinai à 11 heures du soir et la trouvai dans le collapsus. L'abdomen était douloureux particulièrement à gauche où l'on sentait un cordon épais allant de l'hypochondre vers la région inguinale. La tumeur qui sortait par l'anus était incurvée à gauche et en arrière en forme de faucille et mesurait 38 cent. de longueur sur 56 de circonférence dans son point le plus large. Son orifice admettait le petit doigt. J'introduisis mon doigt dans le rectum et je sentis à une hauteur de 10 à 15 cent. le pli de réflexion de l'invagination. Les deux tiers inférieurs de l'intestin étaient froids et la muqueuse parsemée d'ecchymoses. Comme des tentatives infructueuses de réduction avaient déjà été faites, je procédai immédiatement à la résection. J'opérai d'après le procédé que j'ai décrit. Les suites furent très simples ; la température monta deux fois à 38°. Le second jour, le ventre était souple, et, dans la région de l'S iliaque où la ligne des sutures devait se trouver, on provoquait de la douleur à la palpation. La malade avait rendu des gaz quelques heures après l'opération. Pendant 8 jours, elle ne prit que du lait et du vin. Le 10° jour, un purgatif à l'huile de ricin provoqua des selles abondantes sans douleur. Le 4 juillet la malade sortit en parfait état. On n'eut pas de ses nouvelles depuis

Obs. 17. — *Prolapsus complet du rectum constamment au dehors. — Résection. — Guérison.* Mikulicz. *Loc. cit.*

K., femme âgée de 56 ans, a eu en 1851 à la suite de son premier accouchement une rupture complète du périnée intéressant le rectum, avec un prolapsus de l'utérus ; on tenta plusieurs fois sans succès la périnéorrhaphie. Depuis 10 ans elle est atteinte d'un prolapsus rectal avec incontinence des matières. L'intestin tombe dans la position assise comme dans la station debout et elle a essayé sans succès plusieurs modèles de bandages. Il n'y a plus de périnée, et de chaque côté de la ligne médiane on voit de nombreuses cicatrices. Le rectum prolabé forme une tumeur ovoïde longue de 10 centim.

La malade fut opérée le 1er mai 1888, mais comme la section des deux cylindres était de circonférence inégale, je dus laisser en arrière aux dépens du cylindre externe un feston par lequel j'introduisis une mèche de gaze iodoformée dans le tissu périrectal. L'opération dura trois quarts d'heure, les suites furent simples. Le 10e jour, le malade eut une selle et sortit le 18 mai. L'examen pratiqué le 11 juin, c'est-à-dire environ un mois après, faisait constater un anneau circulaire laissant facilement passer le doigt et les selles. La malade retenait parfaitement ses matières et l'intestin ne sortait plus. A la fin de juillet, c'est-à-dire près de trois mois après l'opération, l'état du sujet était resté tout à fait satisfaisant.

Obs. 18. — *Prolapsus rectal compliqué d'hédrocèle. — Résection. — Guérison.* Nicoladoni. *Wiener med. Presse,* 1885, nº 26.

Jeune fille de 22 ans souffrant depuis 6 ans d'un prolapsus long de 8 centim. et compliqué d'hédrocèle. Après deux tentatives infructueuses de cautérisations énergiques la résection fut entreprise le 28 février 1885. L'opération fut faite d'après la technique que décrit Mikulicz. Une anse d'intestin grêle occupait le cul-de-sac péritonéal et fut réduite. La malade sortit guérie au bout de 3 semaines et était restée plusieurs mois après dans un état absolument satisfaisant.

Ons. 19. — *Prolapsus compliqué d'hédro-épiplocèle. — Résection. — Guérison.* BILLROTH, *in* MIKULICZ. *Loc. cit.*

M. N..., 45 ans, a été atteint de prolapsus dès son enfance. Son fils âgé de 4 ans souffrait de la même maladie. Ce prolapsus a augmenté peu à peu, atteignant 20 centim. et depuis deux jours il est devenu irréductible, dès le lendemain, un médecin avait fait des tentatives infructueuses de réduction. La tumeur forme une masse du volume d'une tête d'enfant. On procède à la résection le 24 novembre 1884. Après ouverture du péritoine, un peu d'épiploon se présente et est aussitôt réduit ; l'opération est achevée en laissant un petit tube à drainage dans le cul-de-sac péritonéal et un plus gros dans l'intestin.

Les suites opératoires furent troublées par un peu de fièvre, et par un accident qui aurait pu être grave la rupture des sutures, de sorte que l'intestin remonta en haut jusqu'à 7 centim. La plaie se combla peu à peu et l'intestin se rapprocha de l'anus. Le malade sortit le 24 décembre, c'est-à-dire au bout d'un mois.

Obs. 20. — *Prolapsus recto-colique de 45 centim. de long. — Résection. — Mort.* AUFFRET. *Progr. méd.*, 1882, p. 650. (Résumée.)

Femme de 25 ans, complètement infirme à la suite d'une paralysie infantile. Elle est sujette depuis trois ans à des troubles gastro-intestinaux fréquents, caractérisés par des atteintes de constipation durant une douzaine de jours et suivies de débâcles. C'est à la suite d'une de ces débacles qu'un prolapsus volumineux fit issue par l'anus. Il a 35 cent. de long et 40 cent. de circonférence à sa base. La tumeur donne la sensation d'une crépitation gazeuze, voire même de gargouillement, ce qui fait penser à une hédrocèle. On introduit facilement trois doigts dans l'anus en les faisant pénétrer par l'extrémité libre du prolapsus qu'on refoule. Entre la tumeur et le sphincter, on sent une rigole circulaire qui semble se terminer par un cul-de-sac à quelques centimètres plus haut.

L'état général est très grave, le visage grippé, il y a des nausées et des vomissements.

Quelques heures plus tard, MM. les D'' Auffret et Guyot procèdent à des tentatives prudentes de taxis, qui cependant font souffrir la malade et l'affaiblissent notablement.

Le lendemain, la tumeur a augmenté de volume, est couverte de plaques de sphacèle, l'état général est misérable, les opérateurs songent à établir un anus artificiel dans l'aine gauche et à laisser l'anse procidente s'éliminer par gangrène puis ils se décident pour la résection.

Toutes les précautions antiseptiques sont prises. Une première incision exploratrice longue de 5 centim. est faite sur la partie antérieure, et n'intéresse en profondeur que le cylindre invaginant. On constate alors qu'il n'y avait pas d'hédrocèle, ou alors qu'elle avait été réduite, et que sur plusieurs points, il existait des adhérences entre les feuillets péritonéaux séparant les deux cylindres.

L'incision est alors étendue en profondeur de façon à fendre l'anse invaginée, ce qui permet par la face interne de cette anse de passer 4 fils d'argent profonds passant à travers le sphincter et fixant ainsi l'anse invaginée à l'anus, puis les deux surfaces péritonéales sont suturées l'une à l'autre à 3 centim. au-dessous de l'anus par 18 points de suture au catgut. Alors seulement la résection est pratiquée aux ciseaux. La malade a perdu très peu de sang. L'opération a duré deux heures.

La malade se réchauffe mal, reste déprimée et meurt dans la nuit.

L'examen de la pièce montre que l'intestin réséqué mesurait 80 cent. de long et comprenait le rectum presque tout entier et l'S iliaque.

Dans cette observation, on peut remarquer que les opérateurs ont eu la pensée de faire un anus iliaque. Cette manière d'agir n'aurait-elle pas été la plus sage, chez une femme épuisée ; cette colopexie d'urgence aurait pu grâce à l'anus artificiel atténuer les accidents et permettre d'attendre un état général meilleur pour entreprendre la résection.

Obs. 21. — *Prolapsus complet du rectum. — Périnéorraphie antérieure. — Guérison.* Schwartz. *Congrès français de chirurgie, 1889.*

L., aliéné, 33 ans, entré à l'hôpital de Bicêtre dans le service de chirurgie, salle Nélaton, lit n° 26.

La date du début est difficile à préciser, le malade ne donne que des renseignements contradictoires.

Le rectum ne fait hernie qu'au moment de la défécation : on voit paraître hors de l'anus une tumeur globuleuse d'un rouge violacé du volume d'un poing d'adulte, présentant à son centre une ouverture facile à trouver. Dans l'épaisseur de cette tumeur en forme de gros bourrelet se trouvent logées des anses intestinales que la pression fait remonter dans le bassin.

L'opération fut faite le 6 février. Le malade avait eu la veille une purgation et un lavement ; il prenait d'ailleurs depuis trois jours 0,80 de naphtol β. Avant d'administrer le chloroforme, on engage le malade à faire des efforts de défécation pour que le prolapsus se produise. Il s'écoule du rectum des matières diarrhéiques dépourvues de l'odeur caractéristique. Dans un premier temps, six larges raies de feu au thermocautère furent faites sur la tumeur en détruisant toute l'épaisseur de la muqueuse. L'intestin fut réduit et maintenu avec un tampon de gaze iodoformée. Dans un second temps, la muqueuse fut avivée dans une étendue de 4 centim. de haut sur 4 de large et la suture faite comme dans une véritable périnéorrhaphie. Pansement iodoformé. Le naphtol est continué. Au bout de 8 jours les points de suture furent enlevés et le prolapsus ne s'est pas reproduit.

Le malade revint le 28 ; il portait une fistule placée immédiatement au-devant de l'anus sur la ligne médiane du périnée, les lèvres de la cicatrice produite par l'avivement de la peau s'étaient écartées l'une de l'autre au niveau d'un des points de suture intermédiaire. Il est remarquable de constater que la défécation se faisait par la fistule, mais pas par l'anus reporté en arrière.

Le 4 octobre, la fistule a complètement disparu et la guérison est complète. Au mois de décembre il était resté complètement guéri.

OBS. 22. — *Prolapsus complet de 8 cent. compliqué d'ulcération. — Rétrécissement de l'anus et du rectum par rectopérinéorrhaphie postérieure.* DURET. *Journ. des sc. méd. de Lille,* 21 janvier 1887.

Homme de 43 ans, sans antécédents diathésiques, sans syphilis en particulier.

Il y a 3 ans, il s'aperçut que le rectum sortait lorsqu'il allait à la selle, et qu'il se faisait par l'anus un écoulement glaireux jaunâtre. Il fut traité à plusieurs reprises par des topiques divers et des cautérisations au thermocautère.

Actuellement, la santé générale est bonne, le sphincter est complètement relâché et permet l'introduction de plusieurs doigts. On sent légèrement la saillie du muscle. Il n'y a pas d'incontinence des matières, mais le malade est obligé de satisfaire immédiatement ses besoins. L'ampoule rectale est vaste et terminée par une zone plus rétrécie. Quand le malade fait effort il sort une tumeur de 8 cent. qui présente sur sa partie postérieure une ulcération triangulaire à base tournée vers l'anus qui a tous les caractères de l'ulcère lupoïde d'Allingham. L'épaisseur des tuniques qui dépasse 1 cent. dénote un prolapsus complet du rectum.

Opération. — Le malade fut endormi et le prolapsus attiré avec des pinces de Museux ; on traça alors sur la paroi postérieure de l'ampoule rectale une incision en V dont la pointe regardait l'extrémité supérieure du prolapsus et la base l'anus. L'ulcère se trouvait entièrement inscrit dans ces limites. Cela fait, la muqueuse fut excisée, en ne craignant pas d'intéresser au pourtour de l'anus les fibres du sphincter, d'ailleurs atrophiées. Les bords muqueux furent affrontés et suturés avec des crins de Florence en commençant par la pointe du V. Le tube rectal rentra à mesure. Enfin, les lèvres cutanées correspondant à la portion de l'anus excisée furent rapprochées et on fit un certain nombre de sutures profondes comme les points d'Emmet dans la colpopérinéorrhaphie.

Le malade a été opéré le 21 janvier 1887.

Le 10 juin 1889 on constatait l'état suivant :

1° Lorsqu'on écarte les fesses et qu'on déplisse l'anus, pas de prolapsus.

2° Lorsqu'on commande au sujet de faire de violents efforts, il se produit 1 centim. ou 1 centim. 1/2 de chémosis muqueux dans la commissure postérieure, mais il n'y a pas de prolapsus à proprement parler. Rien ne sort davantage quand le malade va à la garde-robe. Le malade qui est fileur de coton remplit sa profession sans difficulté.

Le résultat est donc très satisfaisant.

Ons. 23. — *Prolapsus du rectum traité par rectoraphie externe.* Lange. *New-York med. Journ.*, 1884, n° 28.

Malade atteint d'un prolapsus volumineux du rectum qui avait été opéré plusieurs fois sans succès par les méthodes ordinaires. Le sphincter était relâché et l'intestin sortait de plusieurs pouces au moindre effort. Le malade fut fixé sur une table dans la position sur les genoux et les coudes et une incision fut faite depuis la partie inférieure du sacrum jusqu'à l'anus, jusqu'à ce que la face postérieure du rectum fût à découvert. Le coccyx fut alors réséqué pour deux raisons : pour rétrécir l'intestin le plus haut possible, et pour permettre à l'action du releveur de l'anus de mieux s'exercer. Le calibre du rectum fut rétréci par une série de sutures étagées au catgut iodoformé qui ne perforaient pas complètement les tuniques. La première rangée était serrée près de la ligne médiane et formait un repli qui faisait saillie dans le rectum. Alors, les parties latérales de l'intestin furent rapprochées autant qu'on le put sans causer trop de tension et adossées l'une à l'autre. Quant aux surfaces du releveur de l'anus et du sphincter externe qui avaient été disséqués pour mettre à découvert la face postérieure du rectum jusque près de la peau, elles furent réunies par des sutures semblables. Dans le but d'amener une union plus intime, plusieurs points de suture à la soie furent aussi passés dans cette couche musculaire. Enfin quelques sutures furent faites à la peau et la cavité laissée par la résection du coccyx bourrée à la gaze iodoformée. A part ce point, la réunion par première intention fut obtenue dans tout le reste et au bout de peu de temps on put manifestement constater la contention parfaite de l'intestin, le prolapsus ne reparut jamais.

Obs. 24. — *Prolapsus rectal complet de 10 centim. — Rectopexie postéro-inférieure. — Guérison.* Due à l'obligeance de M. le professeur Verneuil.

C. Zedric, âgé de 18 ans, entre à la Pitié le 10 novembre 1888 dans le service de la Clinique, salle Michon, n° 55.

C'est un jeune homme un peu faible, pâle, d'une assez bonne santé habituelle cependant, dont le prolapsus a débuté il y a 4 ans. Il raconte qu'à la suite d'un constipation prolongée, on lui administra de violents purgatifs, et qu'en allant à la selle il sentit tout d'un coup une tumeur sortir par l'anus. Elle se réduisit spontanément, mais à partir de cette époque il constata qu'elle reparaissait à chaque défécation.

Depuis un an, elle a augmenté sensiblement ; elle provoque

fréquemment un ténesme qui le pousse 5 ou 6 fois par jour à
faire des efforts de défécation sans autre résultat que l'expulsion
au dehors de son prolapsus. Lorsqu'il est debout, le prolapsus
sort en partie.

La tumeur est du volume d'un gros poing, arrondie, elle se
continue sans ligne de démarcation avec la peau. Les douleurs
sont modérées.

Le 10 décembre, on fait une application de raies de feu sur la
tumeur, elle ne produit aucun résultat.

Le 25 mars 1889, le professeur Verneuil fait la rectopexie
postéro-inférieure par le procédé que nous avons décrit. On
place un drain et 4 fils fixateurs. Les fils et le drain sont retirés
le 10ᵉ jour. La réunion est totale en moins d'un mois. Il n'y a eu
aucune complication si ce n'est une constipation excessive
qui, à partir du 15ᵉ jour, a nécessité des purgatifs répétés, et
même un véritable curage du rectum. Le prolapsus ne reparaît
pas.

Le malade a été revu le 8 mars 1890, c'est-à-dire un an après
l'opération. Les défécations sont régulières. Lorsqu'il fait un effort, on aperçoit un très léger bourrelet muqueux qui se montre sur la partie postérieure de l'anus. L'orifice anal reste étroit,
déprimé au fond du sillon interfessier.

Obs. 25. — *Prolapsus complet du rectum. — Colopexie avec
anus iliaque. — Guérison.* Jeannel. Rapp. du professeur
Verneuil. *Bull. Acad. de méd.,* 8 octobre 1889, n° 40.

Nay, El..., 57 ans, blanchisseuse, santé antérieure excellente ;
ni diarrhée, ni constipation, ni hémorrhoïdes ; accouchement à
terme à 25 ans ; travail naturel, suites de couches simples. La
menstruation, régulière jusqu'à trente ans, cesse à cette époque
sans cause connue et sans accident.

En novembre 1888, cette femme marchant sur la route ressent
subitement à l'anus une douleur si vive qu'elle s'arrête et se
roule à terre. Elle constate au point douloureux une petite

tumeur molle qui rentre facilement et saigne un peu. Reçue pendant 8 jours à l'hôpital de Carcassonne, elle a de l'incontinence des matières fécales et de l'urine, ce qui ne lui était jamais arrivé. Enfin, le 29 décembre 1888, elle entre à l'hôpital de Toulouse où l'on fait les constatations suivantes : femme peu intelligente, minée par la misère et la souffrance, reste dans son lit sans faire de mouvements, non qu'elle soit paralysée, mais parce que les douleurs lombaires, nulles dans le décubitus dorsal, surviennent aussitôt dans la position verticale. Ventre souple, indolent, en forme de besace.

A la région périnéale, on voit sortir de l'anus largement dilaté une tumeur rouge, saignante, piriforme, mesurant 10 à 12 cent. de long et 8 cent. de diamètre à sa base. Son sommet, dirigé en bas et en arrière, présente un orifice qui laisse pénétrer le doigt, et au niveau duquel se continuent les deux cylindres intestinaux, l'un externe et l'autre interne qui constituent la masse prolabée. Celle-ci augmente ou diminue de volume suivant que la malade est debout ou couchée, qu'elle tousse ou qu'elle fait quelque effort ; mais, dans aucun cas, elle ne se réduit spontanément, conservant toujours 7 à 8 centimètres de longueur. On peut, à la vérité, par des pressions exercées méthodiquement, faire rentrer la masse dans le rectum et l'y maintenir, à la condition d'y laisser la main tout entière : mais celle-ci retirée, le prolapsus se reproduit aussitôt. Pendant la réduction, on s'assure que le périnée ne présente pas de déchirure, mais qu'il est convexe en bas. On ne voit plus de pli interfessier. A l'entrée de la vulve, cystocèle vaginale assez volumineuse ; tout près de cet orifice, on trouve le col utérin petit, dur, très mobile ; l'utérus prolabé est en rétroversion ; sa remise en place ne modifie nullement le prolapsus rectal. Le moindre attouchement exercé sur la muqueuse de ce dernier est douloureux et provoque des efforts suivis d'expulsion de mucosités. Le ténesme est donc continuel, sans qu'il y ait de véritables coliques intestinales. La malade, affamée, mange énormément : aussi les selles, abondantes, diarrhéiques, involontaires, souillent-elles continuellement la région ano-périnéale et ses alentours.

Il y a également incontinence d'urine.

Le 9 janvier 1889 on employa les cautérisations au thermo-cautère. Le prolapsus fut attiré le plus bas possible au dehors et six raies de feu furent faites, parallèles entre elles et au grand axe de la tumeur, intéressant même le sphincter relâché. Les plaies se cicatrisèrent vite, mais le résultat fut nul.

Le 6 février 1889, M. Jeannel, ouvrit le ventre par l'incision de Littre, mais l'S iliaque avait perdu ses rapports et ne se trouvait pas dans le sinus formé par la fosse iliaque et la paroi abdominale, il fallut pour la trouver aller jusqu'à la symphyse sacro-iliaque gauche (1). On put alors l'amener sans peine au dehors, et l'on constata avec satisfaction qu'une traction très douce exercée sur elle suffisait pour réduire rapidement et complètement toute la masse prolapsée.

On fixa très facilement l'intestin par le procédé de M. Maydl, qui consiste, comme on le sait, à passer à travers le mésentère une grosse sonde uréthrale recouverte de gaze iodoformée; et, pour rendre plus sûre encore la formation des adhérences, on comprit deux appendices épiploïques dans les points de suture destinés à rétrécir la plaie abdominale.

Un pansement légèrement compressif fut appliqué sur le tout. L'opération n'avait guère duré plus d'un quart d'heure.

Les suites furent très simples. Le 11 février, au cinquième jour, selle abondante par l'anus périnéal, sans réapparition du prolapsus.

Le lendemain 12, création de l'anus artificiel par incision pratiquée avec le thermocautère sur le sommet de l'anse intestinale herniée.

14 février, selle abondante par cet orifice.

(1) Au cas où l'on ne rencontrerait pas aisément l'intestin au niveau de ce point de repère, on pourrait, à la faveur de la dilatation extrême de l'anus, y porter une grosse sond   qui remonterait dans le rectum et que chercherait les doigts introd   ts dans la plaie iliaque.

Le 15. Suppression de la sonde traversant le mésentère.

Les jours suivants, l'appétit renaît ; les digestions sont bonnes et les selles, plus ou moins copieuses, se font régulièrement par l'anus iliaque. On n'observe d'ailleurs, aucun accident de ce côté ; point d'inflammation profonde, ni d'irritation superficielle ; nulle trace de prolapsus de la muqueuse.

5 mars. Selle peu abondante par l'anus périnéal, sans la moindre issue de l'intestin.

A partir de ce moment, les matières fécales se partagent entre les deux ouvertures, de plus en plus abondantes par l'anus normal, l'anus artificiel commençant à se rétrécir.

4 avril. Deux mois environ après l'opération, la malade très bien portante se lève, va et vient, et mange immodérément au point de se donner des indigestions et parfois de la diarrhée, qui s'échappe par les deux anus. Malgré cela, le prolapsus ne reparaît pas et semble guéri d'une manière complète et permanente.

L'incontinence d'urine a presque disparu, sauf quand il y a de la diarrhée.

M. Jeannel quitta à cette époque son service, se proposant plus tard de fermer l'anus artificiel et, si la chose était nécessaire, de pratiquer sur l'anus naturel une opération destinée à le rétrécir. En attendant, il conseilla de combattre la paralysie des muscles du périnée par l'électricité, mais sa prescription ne fut pas suivie.

15 septembre. M. Jeannel, reprenant sa clinique, examina attentivement son ancienne opérée et fit les constatations suivantes :

L'anus périnéal a repris presque complètement sa place et sa forme. Situé au fond de la rainure interfessière, il est entouré de plis rayonnés bien marqués, mais semble pourtant un peu plus ouvert qu'à l'état normal. Il fait d'ailleurs saillie et son orifice, sans être béant, devient un peu ovale d'avant en arrière quand la malade fait un effort expulsif ; la muqueuse ne fait alors aucune issue au dehors. Malgré ce retour à l'apparence normale, il est évident que tous ces tissus encore flasques n'ont pas encore repris leur tonicité physiologique. Le sphincter a cependant recouvré en grande partie sa contractilité. Le doigt pénètre, à la vérité, plus librement dans l'anus au repos qu'à l'état normal et n'est que faiblement serré par l'anneau musculaire ; mais lorsque la malade fait un effort comme pour retenir les matières, les plis rayonnés se dessinent davantage et l'anus remonte ; de plus, le doigt est sinon très énergiquement, du moins très nettement retenu. Résultat important quand on songe qu'avant l'opération le sphincter était absolument inerte.

Cette restauration fonctionnelle serait-elle suffisante pour prévenir l'incontinence si l'anus artificiel était fermé et si les matières fécales descendaient de nouveau dans l'ampoule rectale ? On ne saurait l'affirmer, bien que le progrès soit considérable.

Il est bon de noter que l'amélioration s'est accomplie par les seules forces de la nature, car aucun traitement local n'a été fait et l'électricité même n'a pas été appliquée. On s'est contenté de nourrir abondamment et substantiellement la malade, qui, pâle, maigre, épuisée, presque cachectique en mars, est aujourd'hui gaie, fraîche, grasse, presque obèse et qui, sans se livrer, il est vrai, à une vie bien active, se lève et pendant tout le jour va et vient, se tient debout ou le plus souvent assise, mais parce que la station un peu prolongée amène de l'œdème des membres inférieurs.

Quand à l'anus iliaque, il possède actuellement un éperon rendant impossible toute communication entre les deux bouts de l'intestin, éperon très visible d'ailleurs et qu'il sera facile de détruire quand on voudra fermer l'orifice. Celui-ci a cessé de se rétrécir ; il est un peu large et, suivant l'abondance et la fréquence des selles, permet l'issue intermittente de la muqueuse, qui d'ailleurs est très aisément réductible. La patiente n'éprouve de ce côté ni douleur, ni gêne sérieuse.

Enfin, la malade garde ses urines aussi longtemps qu'elle le désire et urine à volonté. La cystocèle et la chute de l'utérus ont disparu. Ce dernier organe a repris sa place et l'on retrouve les culs-de-sac à leur profondeur habituelle.

La cure de l'anus contre nature ne put être entreprise pour des raisons étrangères à la maladie, avant le mois d'octobre. M. Jeannel dut faire trois applications d'entérotome sur l'éperon, les 21 octobre, 27 novembre et 21 décembre. Les deux dernières applications étaient destinées à supprimer un reliquat d'éperon difficile à atteindre et à saisir.

Le 26 février, la fistule depuis longtemps ne laissait plus passer que des mucosités et des gaz. Les garde-robes se faisaient exclusivement et volontairement par l'anus, sans aucune tendance à la récidive du prolapsus. M. Jeannel procéda à l'occlusion de la fistule par une autoplastie et obtint une guérison définitive.

Obs. 26. — *Prolapsus complet du rectum. — Opérations multiples : rectopexie, colopexie simple. — Insuccès.* Due à l'obligeance de M. le professeur Verneuil.

B. Charlotte, 26 ans, entre à l'hôpital de la Pitié, salle Lisfranc, nº 2, dans le service du professeur Verneuil, le 2 février 1889.

Aucun antécédent à noter. Pas d'enfants ni de fausse couche. Son prolapsus rectal a commencé à se montrer dès l'âge de dix ans et a pu être toléré grâce à des traitements anodins ; mais depuis trois ans il a pris des proportions beaucoup plus grandes.

Elle entre une première fois dans le service en 1888 et ne bénéficie que très peu d'un traitement par les douches, la noix vomique, l'électrisation et les pointes de feu.

Elle entre de nouveau en 1889 et se trouve dans l'état suivant : le prolapsus commence à se montrer lorsque la malade est debout et au moindre effort fait une saillie d'environ 5 cent. Il rentre complètement dans le décubitus dorsal. Il n'y a pas de sillon entre l'anus et la peau, et il s'agit bien d'un prolapsus complet du rectum.

La rectopexie postéro-inférieure est pratiquée le 10 mars d'après le procédé que nous avons décrit. Les suites furent simples à part quelques vomissements sous l'influence du chloroforme et d'assez vives douleurs au niveau du lieu de l'opération.

Le 7e jour, il y eut une tension assez considérable des bords de la plaie, on enleva un des fils, les autres sont enlevés le 13e jour. La malade qui est très névropathe souffre beaucoup. L'anus est notablement rétréci.

Le 24 avril, c'est-à-dire un mois après l'opération, on constate une légère récidive du prolapsus qui s'accentue les jours suivants, mais uniquement par la partie antérieure.

Le 10 mai on pratique une nouvelle opération consistant à dédoubler au thermocautère la cloison recto-vaginale en remontant jusqu'à 4 centim. dans le but de provoquer l'adhérence du rectum au vagin en avant. Au bout d'un mois le prolapsus était reparu.

Le 23 août une nouvelle opération est entreprise par le Dr Ricard, qui a pris le service pendant les vacances, et qui fait la résection de la paroi antérieure prolabée. Une incision demi-circulaire est faite en avant de l'anus sur les limites de la muqueuse et de la peau. Elle permet de décoller la face antérieure du rectum, de l'abaisser et de la réséquer dans une hauteur de 8 à 9 centim. Les suites furent des plus simples, mais le prolapsus récidiva encore, et en novembre il atteignait 5 centim.

Le 5 novembre le professeur Verneuil pratique la colopexie simple. Une incision de 4 centim. est faite parallèlement à l'arcade crurale. On tombe sur l'ovaire malade qui est enlevé, puis sur l'intestin qui est fortement attiré en haut et fixé de la façon suivante : tous les appendices graisseux de l'S iliaque furent réunis en une seule masse à l'aide d'un crin dont les extrémités furent passées à 1 centim. environ des bords de la plaie à travers la paroi abdominale. Un deuxième point fut passé à travers le mésentère et fixé de la même façon. Le rectum était parfaitement remonté. La guérison se fit sans accident ; mais peu de temps après le prolapsus se reproduisait. Il faut ajouter qu'il n'a pas augmenté depuis et reste beaucoup moins volumineux qu'auparavant.

Cet insuccès partiel ne permet pas de conclure à l'inefficacité de la colopexie et des autres méthodes employées sur cette malade. Le temps perdu à attendre la récidive, enlevait à la malade le bénéfice de chacune des opérations. On peut se demander si chez cette malade le succès définitif n'aurait pas été obtenu en pratiquant d'abord la colopexie, puis peu de temps après la rectopexie inférieure.

INDEX BIBLIOGRAPHIQUE

Aickin. — *Dublin medical Press*, 11 avril 1855, p. 225.

Allingham. — *Trait. des maladies du rectum*. Trad. par Poinsot. Paris, 1877.

Auffret. — *Progrès méd.*, 1882, p. 650.

Barcker. — Soc. Roy. de Londres. *Sem. méd.*, 1887, nº 20, p. 207.

Barez. — *Journal für Kinderkrankheiten*. B. III.

Blandin. — *Ancien dict. de méd. et de ch. pratiques*. article Rectum.

Boutié. — *De la chute de rectum et de son traitement*. Th., Paris, 1873.

Boeckel (E.). *Rev. de chir.*, 1885, p. 38.

Bouchut. — *Trait. des maladies des enfants*, p. 649.

Boyer. — *Maladies chirurgicales*. Paris, 1849, t. VI, p. 569.

Broca (A.). — *Gazette hebdomadaire*, 1889, nº 44, p. 708.

Brodie. — *Medical Times and Gazette*. Bd XV.

Broxholm. — *Medical Times and Gazette*, 25 nov. 1854.

Van Buren. — *Trait. des malad. du rectum*.

Cazals. — *Bul. Soc. anat.*, 1888, p. 4.

Cecchini. — *La Rassegna di sc. med.* Modène, mars 1886.

Chassaignac. — *Opér. chirurg.*, t. II, p. 710.

Coley (J. M.). — *Journal für Kinderkrankheiten*. Bd II.

Cruveilhier (J.). — *Anatom. patholog.*, t. I, p. 547.

Curling. — *Trait. des malad. du rectum*.

Decamps. — Invagination rectale. Hernie par l'anus de 15 cent. d'intestin, sonde à demeure. Elimination de la partie herniée. Guérison. *Gaz. med. de Picardie*, août 1889.

Delens. — *Gaz. des Hôp.* 1884 et *Soc. de chirurg.*, nov. 1889.

Delpech. — *Mémorial des hôpitaux du midi*, 1830.

Demarquay. — *Journ. des con. méd.-ch.*, 1854.

Desault. — *Traité des mal. chirurg.* Paris, 1739.

Detourbe. — Th., Paris, 1860.

Dittel. — *Wiener med. Woch;* 1883, nº 18.

Duchaussoy. — *Arch. génér. de méd.*, 1853, t. II, p. 320.

Dupuytren. — *Clinique ch.*, t. IV, p. 149.

Dowell. — *Journ. de chirurg.*, 1855.

Duret. — *Journ. des sc. méd. de Lille*, 21 janvier 1887.

Esmarch. — *Deutsche Chirurg.*, 1887, heft 48, p. 168.

Fabr. d'Aquapendente. — *De ano procidente*, p. 588.

Fabr. de Hilden. — *Obs. chirurg. centur.*, 8.

Ferrand. — *Gaz. hebd.*, 1880.

Firschl (A.). — Der prolapsus recti, etc. *Zeitschrift für Heilkunde* 1889, t. IX, p. 163.

Fremy. — *De la suture du périnée comme moyen de guérison du prolapsus du rectum.* Th., Paris, 1843.

Gervais. — *Journ. des con. méd.-ch.*, t. VI, p. 67.

Giraldès. — *Leçons clin. sur les maladies des enfants.* Paris, 1869, p. 789.

Gorski — *Centralb. für. Chirurg.*, 1888.

Gosselin. — *Clin. de la Charité.*, t. III, p. 95.

Gross. — Trait. chirurg. du prolapsus grave du rectum. *Sem. méd.*, 1889, nᵒ 7, p. 49.

Guersant. — *Notice sur la chirurgie des enfants*, 1864, p. 67.

Harrison Crips. — *Diseases of the rectum and anus.*

Hey. — *Pratical observation of surgery*, p. 443.

Hochenegg. — Beiträge zur chirurg. des Mastdarm falles. *Wiener Klinische Wochenschrift*, 1889, nᵒ 16, p. 557.

Jeannel. — (Rapport sur une obs. de) par le prof. Verneuil ; nouvelle opération pour les formes graves du prolapsus rectal. *Bull. Acad. de méd.* 1889, nᵒ 40.

Jette. — Th., Paris, 1882.

Jœsche. — *Journ. des con. médico-ch.*, 1846, t. XIV, p. 253.

Johnson. — *Med. Times and Gazette*, 25 nov. 1854.

Kehrer (F.-A.). — *Deutsche medicinische Wochenschrift*, 1880, nᵒ 88.

Kelsey (Ch.-B). — *The Pathology Diagnosis and treatment of diseases of the Rectum and anus.* London, 1884.

Kleberg — Ueber die Anwendung der elastichen Ligatur, etc. *Arch. für Klin. Chir.*, 1879, t. XXIV, p. 840.

Kuhne. — *Verhandlungen der Kh. Gesellschaft der Aerzte in Wien.*, 14 janvier 1887.

Kumpf. — *Wien. Klin. Wochenschrift*, 1889, nᵒˢ 36 et 37.

Lange. — *New-York med. Journal*, 1887, 19 févr.

Lepelletier (de la Sarthe). — *Des hémorrhoïdes et de la chute du rectum.* Th. de concours, Paris, 1835.

Menne. — *Contrib. à l'étude du prolapsus du rectum.* Th., Paris, 1889, nᵒ 387, p. 43.

Mikulicz. — 17ᵉ Congrès de la Soc. allem. de Chirurg., 7 avril 1888. à Berlin. *Beilage Centralblatt für Ch.*, 1888, nᵒ 24, p. 58.

Mollière (D.). — *Mal. de l'anus et du rectum*, p. 192 et suiv.

Nélaton. — *Path. chirurg.*, t. V.

Nicoladoni. — *Wiener med. Presse*, 1885, nᵒ 26.

Nicoluysen. — *Jahrsbericht von Virchow und Hirsch.*, 1885, t. II, p. 386.

Quain (R.). — *The diseases of the Rectum*. London, 1855.

O' Connel Rye. — Prolapsus du rectum. Amputation. Guérison. *Lancet*, 10 juillet 1887.

Péan. — *Gaz. des hôp.*, 5 mai, 1889.

Bréard. — *Gaz. des hôp.*, 1838, p. 182.

Rizzoli. — *Clin. chirurg.*, trad. par ANDRINI. Paris, 1872, p. 451.

Robert. — *Bull. de l'Ac. de méd.*, 1843, t. X, p. 88.

Saviard. — *Obs. ch.*, p. 55.

Sabatier. — *Méd. opérat.*, t. III, p. 682.

De Saint-Germain. — *Lec. clin. sur la chir. des enfants*. Paris, 1884, p. 614.

Smith. — *The Surgery of the rectum*, 3 édit. Londres, 1871.

Schwartz. — *Congrès français de chirurg.*, 1889, Paris.

Schwartz. — Emploi de la noix vomique dans le prolapsus du rectum. *Bull. thérap.*, 1836, t. XI, p. 81.

Steinbach. — *Ueber die Behandlung des Mastdarmvorfalles mit Ergotin*. Inaugural dissertation. Berlin, 1876.

Trèves. — *The Lancet*. Fév. 1890, p. 463.

Vidal. — *Paris méd.*, 1879.

Weinlechner. — *Anzeiger der K. K. Gesellschaft der Aerzte in Wien*, 2 avril 1886.

Wolkmann. — Ueber die Behandlung der Prolapsus Ani invaginati. *Berl. Klin. Wochensch.*, 1889, p. 994.

Woods. — *Dublin Quaterly Journal of medical sciences*, août 1859.

IMPRIMERIE LEMALE ET Cⁱᵉ, HAVRE